JN119938

年代	人名	生国 生没年	事柄	
20世紀前半				
1901	ホプキンス Frederick Gowland Hopkins	イギリス 1861～1947	たんぱく質消化物中からアミノ酸のトリプトファンを発見した。	必須アミノ酸
1903	アトウォーター Wilbur Olin Atwater	アメリカ 1844～1907	生理的燃焼値（アトウォーター係数）を定めた。	生理的燃焼値
1905	クヌープ Franz Knoop	ドイツ 1875～1946	脂肪酸の体内での酸化機構について β 酸化説を提唱した。	脂質代謝
1907	ホルスト Axel Holst	ノルウェー 1861～1931	壊血病のモルモットに新鮮なキャベツを与えると治癒することを飼育実験で発見した。	ビタミンC
1910	鈴木梅太郎 Umetaro Suzuki	日本 1874～1943	米ぬかから動物の成長に必要な因子を得てオリザニンと命名した。	ビタミンB$_1$
1912	フンク Casimir Funk	ポーランド 1884～1967	米ぬか中の鳥類白米病予防因子をビタミンと命名した。	ビタミンB$_1$
1913	マッカラム Elmer Verner McCollum	アメリカ 1879～1967	脂溶性A（脂溶性ビタミンの総称）を発見した。	脂溶性ビタミン
1915	デニス Willey Glover Denis	アメリカ 1879～1929	血清中にマグネシウムが含まれると報告した。	マグネシウム
1921	エムデン Gustav Georg Embden	ドイツ 1874～1933	筋肉中でグルコース6-リン酸がフルクトース6-リン酸に変わるという解糖系の一端を解明した。	解糖系
1922	ベルトラン Gabriel Bertrand	フランス 1867～1962	亜鉛が動物に不可欠な栄養素であると解明した。	亜鉛
1922	エバンス Herbert McLean Evans	アメリカ 1882～1971	脂溶性の不妊症予防因子を発見し，1924年にシュアがビタミンEと名づけた。	ビタミンE
1922	ヘス Alfred Fabian Hess	アメリカ 1875～1933	体内のエルゴステロールに紫外線が当たるとビタミンDに変換されると報告した。	ビタミンD
1922	スティーンボック Harry Steenbock	アメリカ 1886～1967	カロテンをトウモロコシのエキスから分離した。	カロテン
1927	マイヤーホッフ Otto Fritz Meyerhof	ドイツ 1884～1951	筋肉中から解糖系にかかわるヘキソキナーゼを発見した。	解糖系
1929	フィスク Cyrus Hartwell Fiske	アメリカ 1890～1978	骨格筋中でエネルギーを貯蔵する物質がクレアチンリン酸であることを解明した。	エネルギー代謝
	サバロウ Yellapragada SubbaRow	インド 1896～1948		
1930～ 1932	バー夫妻 George O. Burr and Mildred M. Burr	アメリカ 1896～1987 1901～1962	リノール酸とリノレン酸が必須脂肪酸であると明らかにした。	必須脂肪酸
1932	クレブス Hans Adolf Krebs	ドイツ 1900～1981	尿素サイクル（オルニチン回路）を解明した。	尿素サイクル
1934～ 1944	シャーマン Henry Clapp Sherman	アメリカ 1875～1955	シュウ酸がカルシウムの摂取を阻害すると報告した。	ミネラル
1935	ダム Carl Peter Henrik Dam	デンマーク 1895～1976	血液凝固に必要な脂溶性因子を発見し，ビタミンKと命名した。	ビタミンK
1935	ローマン Karl Lohmann	ドイツ 1898～1978	ATPの化学構造を解明した。	ATP
1937	エルヴィーエム Conrad Elvehjem	アメリカ 1901～1962	ペラグラ予防因子を単離し，ニコチン酸と命名した。	ニコチン酸
1937	クレブス Hans Adolf Krebs	ドイツ 1900～1981	TCAサイクル（クエン酸回路）を解明した。	TCAサイクル
1937	ターペイネン Osmo Turpeinen	フィンランド 1908～1998	アラキドン酸は必須脂肪酸であると解明した。	必須脂肪酸
1938	ベネディクト Francis Gano Benedict	アメリカ 1870～1957	体重と基礎代謝量とが特によく比例すると述べた。	基礎代謝量
1941	コリ夫妻 Carl F. Cori and Gerty T. Cori	アメリカ 1896～1984 1896～1957	糖の代謝にはリン酸化の過程が必要であることを証明した。	糖質代謝
1942	シェーンハイマー Rudolph Schoenheimer	アメリカ 1898～1941	同位元素による追跡実験でたんぱく質の代謝回転のしくみを解明した。	たんぱく質代謝
20世紀後半				
1951	リネン Feodor Felix Konrad Lynen	ドイツ 1911～1979	β 酸化やTCAサイクル（クエン酸回路）に重要なアセチルCoAを酵母菌から抽出し，その化学構造を解明した。	アセチルCoA
1954～ 1955	ローズ William Cumming Rose	アメリカ 1887～1985	成年男子について8種の必須アミノ酸の必要量を明らかにした。	必須アミノ酸

ビッダー

ペッテンコーファー

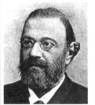
キューネ

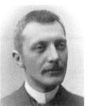
ホルスト

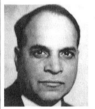
サバロウ

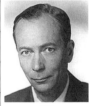
ダム

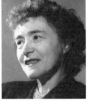
コリ夫人

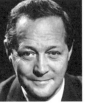
リネン

栄養士養成課程のための

栄養学 実験実習・演習

基礎と応用 〔第4版〕

編著：渡邉早苗・山田和彦

共著：今井久美子・曽我部夏子・髙橋律子・武田　篤・西村早苗・橋詰和慶
　　　真野由紀子・矢ケ﨑信子・山田恒代・吉澤みな子・若杉人美

建帛社
KENPAKUSHA

はじめに

　私たちの健康は，「栄養」「運動」「休養」の3つがバランスよく保たれていることで得られます。「栄養」とは，食べ物を取り入れる身体の代謝や，食べ物の量・質・調理法や食べ方（知識や行動なども含む）など，"食"に関することすべてを意味しています。

　一方，現代社会では，人びとは偏食・欠食や過食などによって起こる身体の歪みから，さまざまな病気を抱えていることも少なくありません。栄養士の役割は，食生活の歪みを正し，食べ物が人体に及ぼすさまざまな影響を理解して，その作用・効用を教え広め，適正な食事を提供することによって国民の健康の保持・増進を支えることです。

　栄養士教育における「栄養学」では，各栄養素の特徴や体内での代謝を学び，人体の消化・吸収を理解することや，自身の消費エネルギーを計ることで，対象者の必要エネルギーを理解し，個人や集団の食事計画を立てる（給食管理の基礎）能力を養います。さらには，喫食対象者のアセスメントができるようになるために，学生自身が自分の身体的・食生活的アセスメントを演習することでその実践力を身につけます。また，各ライフステージの特徴に合わせた食事を整える技術を習練し，栄養士として疾病予防の知識とスキルを涵養し，社会に役立てる実践性を学習します。

　そこで本書は，全国栄養士養成施設協会が提案するコアカリキュラムに沿って，第Ⅰ部は「栄養学総論（基礎栄養学）」，第Ⅱ部は「栄養学各論（応用栄養学）」の内容を網羅し，実験・実習・演習を通して講義内容を理解し，興味をもって取り組める内容としました。詳細な解説は割愛し出来るだけコンパクトにまとめ，実験・実習・演習項目を多数掲載しました。

　第Ⅰ部　栄養の概念および摂食行動については，従来，脊椎動物（哺乳類）としてラットの飼育実験（解剖）で理解していましたが，今日では，人体の映像はIT機器によって容易に見ることができるので，栄養状態の評価を知る目的としては，より入手が容易なエビの飼育を取り上げました。第1章　栄養の概念，第11章　遺伝子発現と栄養，第12章　食事摂取基準は，文章のみですが，第3章　消化・吸収と栄養素の体内動態から第10章　エネルギー代謝までは，実験または演習項目をいくつか掲載しているので，ピックアップして学習して頂ければ幸甚です。

　第Ⅱ部第1章　成長・発達・加齢（老化）と第2章　栄養マネジメントでは，各ライフステージの実習・演習で必要な図表をまとめて掲載しました。第3章　妊娠期の栄養から第14章　運動・スポーツと栄養までは，基本的に食事献立（料理）例を載せ，調理実習を行えるようにしました。また，第6章　幼児期の栄養では栄養カルタ，第7章　学童期の栄養では栄養紙芝居，第9章　成人期の栄養では栄養指導のポスター作成などバラエティーに富む内容をとりあげ，"栄養の指導"の教材としても活用できる構成としました。

　将来，栄養士として社会で活躍するための専門知識とスキルを学習できる教材として，より多くの人びとに使用されることを願いつつ，読者からのご批判，ご教示をいただきながら，今後もさらにより使いやすいテキストにしたいと願っています。

　2014年3月

執筆者一同

Ⅱ．栄養学各論（応用栄養学）

本書の使い方―実験実習・演習の実際

栄養学は，医学，農学，家政学の3分野が統合された学問です。栄養士は，人体の代謝（医学的視点），栄養素としての食べ物の特徴（農学的視点），そして食べ物をどのような（調理）形（料理）にすれば（家政学的視点）個人や集団の場で，人の健康の保持・増進に役立てることができるかを考え，その知識や技術を身につける必要があります。

第Ⅰ部では，"栄養の概念"を栄養状態の違う条件で飼育した生物で理解します。栄養素を実験的手法で測定する目的は，その栄養素が人体でどのように代謝されるのかを学習するためです。三大栄養素の消化について，各栄養素に対する消化酵素の働きを実験で確かめ，人体の消化・吸収を理解しましょう。さらに各学生が自分の消費エネルギーを知ることで，対象者の必要エネルギーを理解し，個人や集団の食事計画ができる能力を養うことです。

実験手法の難易度や，得られた結果が正しいかどうかより，その目的が何か，実験実習を行い，考察することで知り得た（考えた）事柄に重点を置いて学習しましょう。

第Ⅱ部では，喫食対象者のアセスメントができるスキルを養うために，学生自身が自分の身体的・食生活的アセスメントを演習することでその能力を涵養することができます。さらに食事摂取基準に掲載されている栄養素を参考に，各ライフステージの食事献立が掲載してありますから，調理・供食実習の進め方としては，① 調理上の注意事項をメモする，② 試食後の感想を料理毎に記入する，③ 対象に適しているかどうかを考察する，④ 課題を行う，の順に実習してみましょう。特に学生自身の健康管理の一環としての貧血予防や骨量増加のための調理・供食実習は，実施したいものです。

人の健康の保持・増進をサポートするには，対象者に適した栄養教育を行うことが大切です。そのための教材（媒体）として，カルタや紙芝居，ポスターやパンフレットの作成能力を学習することも必要です。

全体を通して，2単位のバラエティーに富んだ実験・実習・演習内容にすると楽しく学習ができると思います。参考までに，栄養学実験・演習1単位，応用栄養学実習・演習1単位のカリキュラムの例を示しました。

なお，第Ⅰ部第2章の実験，第4章の実験2，実験3，第9章の演習については，実験および演習結果を記録する形式を記載してありますので，他の実験や演習のレポート提出の際の参考にして下さい。レポート提出では，表紙に，① テーマ　② 担当教員名　③ 実験日（天気・時限）　④ 提出者の名前や学籍番号　⑤ 共同実験者　⑥ レポート提出日　⑦ 指示された事項等を記載しましょう。検量線は，グラフ用紙に作成し必ず添付するようにしましょう。

例）「栄養学実験・演習」1単位

1回	演習	オリエンテーション
2回	実験	炭水化物の消化実験
3回	実験	脂質の消化実験
4回	実験	たんぱく質の消化実験
5回	演習	栄養素の消化実験のまとめ
6回	実験	血糖の測定
7回	実験	血中TG，コレステロールの測定
8回	演習	血液中成分のまとめ
9回	実験	尿中NaClの測定
10回	実験	尿中クレアチニンの測定
11回	演習	尿中成分のまとめ
12回	演習	たんぱく質の補足効果
13回	演習	エネルギー代謝
14回	演習	エネルギー代謝
15回	演習	全体のまとめ

1回135分で実施

例）「応用栄養学実習・演習」1単位

1回	演習	オリエンテーション
2回	演習	アセスメントについて
3回	実習	妊娠期の献立調理・供食
4回	演習	妊娠期・授乳期のまとめ
5回	実習	乳児期の離乳食の調整
6回	演習	乳児期のまとめ
7回	演習	幼児期対象の栄養カルタ作成
8回	演習	学童期対象の栄養紙芝居作成
9回	実習	思春期の献立調理・供食
10回	演習	カルタ・紙芝居の発表
11回	演習	成人期のポスター作成
12回	演習	ポスターの発表
13回	実習	高齢期の献立調理・供食
14回	演習	高齢期のまとめ
15回	演習	全体のまとめ

1回135分で実施

第Ⅱ部の応用栄養学実習の調理・供食実習では，対象者の食事摂取基準と献立の栄養価が記載されています。食事摂取基準の栄養量をできるだけカバーするような献立としてありますが，実習する季節や入手できる食材，調理器具など各施設では条件が異なりますから，アレンジして実習して下さい。実習に際しては，事前につくり方などを調べておくことや，調理にふさわしい服装，また，衛生面への配慮を十分にしましょう。

　調理・供食実習の記録・レポートを作成する際には，以下を参考にして下さい。

〈共通項目〉

1. つくり方の留意点を実習する料理ごとに記入しましょう。

2. 試食の感想と盛付図を記入しましょう。

3. 対象者に適しているか，献立を検討してみましょう。

　　1）摂取能力に合っていますか（①形態，②分量，③味のバランス，④彩り，⑤一口サイズ）。

　　2）食器との調和はとれていますか。

　　3）料理の温度は適切でしたか。

　　4）季節感が出せていましたか。

　　5）料理名は適切でしたか。

　　6）栄養量は適切でしたか。

　　7）経済性は考慮されていましたか。

　　8）安全性は考慮されていましたか。

　　9）実践性はありますか。

　　10）教育媒体として適しますか。

〈各章の課題〉

　以下は，実習後のさらなる課題です。参考にして下さい。

　　第3章　つわりに適した料理を考案してみましょう。

　　第4章　乳汁分泌を促す料理（水分の多い料理）を考案してみましょう。

　　第5章　離乳前期・中期・後期・完了期の離乳食を1品ずつ考案してみましょう。

　　第6章　保育所給食（3〜5歳児）の昼食＋間食献立を考案（季節も設定）してみましょう。

　　第7章　小学校給食のイベント献立を考案してみましょう。

　　第8章　① 鉄の多い食品（鉄量mg/可食部100g，摂取食品量中の鉄量mg/1人1食あたり）と料理1〜2品を考案してみましょう。

　　　　　　② カルシウムの多い食品（カルシウム分mg/可食部100g，摂取食品量中のカルシウム量mg/1人1食あたり）と料理1〜2品を考案してみましょう。

　　第10章　① 簡単クッキング料理，ハーブを用いた料理1〜2品を考案してみましょう。

　　　　　　② イソフラボンの多い食品（イソフラボンmg/可食部100g，摂取食品量中のイソフラボン量mg/1人1食あたり）と料理1〜2品を考案してみましょう。

　　第11章　① 介護食（嚥下訓練食）の移行食を考案してみましょう。

　　　　　　② 高齢者施設の1日分（季節・イベント）の献立を考案してみましょう。

　　第12章　対象者を設定し，障がい児（者）に適した料理を考案してみましょう（考案した理由も記載する）。

　　第15章　市販のスポーツ飲料について調べてみましょう。

Ⅰ．栄養学総論（基礎栄養学）

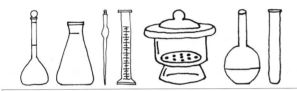

　栄養学の祖といわれるラボアジェは，動物が呼吸することは体内で成分が緩やかに燃焼することであり，酸素といっしょに体内に取り入れられた食べ物は，化学反応によって熱（体温）やエネルギーに変化し，生命を保っているのだというエネルギー代謝の基礎概念を初めて明らかにしました。

　それより以前には，ヒポクラテスが"健康と食べ物のかかわり"について説いています。

　栄養学は，摂取する食べ物の不足や偏りによって，病気が引き起こされるという現象から，食べ物の中の栄養素をみつけることで発展してきました。

　ここでは，食物としての栄養素の役割や体内での消化・吸収について，実験実習・演習を通して，講義で学んだ知識への理解を深めます。異なる栄養条件下で生き物を飼育・観察し，「栄養とは何か」を理解する実験，消化酵素の働きを知る実験，生体試料を用いた各栄養素の定量実験から生体の構成成分を学ぶ，人体のエネルギー代謝を知るための消費エネルギーを算出する演習など，栄養士として将来，必要な知識やスキルを学びます。

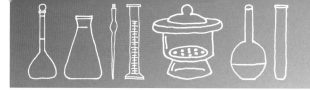

1. 栄養の概念

1）栄養の定義

　栄養とは生物が，体内に必要な物質を取り込み，不要なものを体外へ排出することで，生命を維持する根本的な一連の営みをさします。生命活動に必要な物質を栄養素といいます。生物は食物に含まれるこの栄養素を摂取して，体内で代謝（分解・合成）することで，エネルギー源とし，あるいは生体を構成する成分，さらには，代謝を促進・抑制する因子としても利用しています。

　ヒトが必要とする栄養素は，炭水化物（糖質），脂質，たんぱく質，ビタミン，無機質（ミネラル）の5つに大別されます。食物に含まれる栄養素は，熱量素（エネルギー源となる），構成素（身体を構成する），調整素（代謝を円滑にする）の3つの機能をもっています。そのほか人体に必要な物質としてさまざまな物質を溶解し，体温を調節する水があり，生命にとって大切ですが普通の生活では不足しないので，栄養素には含めない場合が多く，また，食物繊維には整腸作用などの役割が認められています。

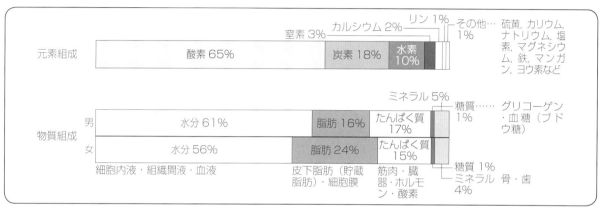

図1-1　人の物質組成と元素組成

　ヒトの身体の大部分は，水と有機化合物で，元素組成でみると，90％以上は炭素（C），酸素（O），水素（H），窒素（N）の4種の元素で占められ，それ以外に必要なものを加えても，30種類以下にすぎません。

　ヒトの身体を構成している細胞数は約30〜60兆個で，細胞が集まって組織（筋組織など）をつくり，組織が集まって器官（胃など）をつくり，種々の器官が系（消化器系など）となり，これらが集まって1つの個体が構成されています。細胞は，それ自体が細胞小器官をもっていて外から栄養素を取り込み，それからエネルギーをつくり出し生命の維持をしています。細胞小器官は，生体高分子といわれる物質（核酸やたんぱく質など）からできていて，生体高分子は分子（アミノ酸やブドウ糖など）からなり，分子は元素によって構成されています。

2）栄養と健康・疾病

　栄養素の摂取が不足しても過剰でも，ヒトは健康を維持できなくなります。健康を保つためには栄養，運動，休養のバランスが大切です。栄養素の摂取では「日本人の食事摂取基準2020年版」が，食生活では「健康日本21（第2次）」が参考になり，運動と休養にもそれぞれ指針があります。健康とは病気や虚弱でないというだけではなく，身体の体力値が高く，知的に適切な教育を受け，社会的には豊かな人間関係があり，精神的にも安定している状態であるということができます。

　栄養素の欠乏・過剰と疾病の関係は，栄養素の発見の歴史にみることができます。近年では，社会経済の発展とともにさまざまな食品や料理が豊富に出回り，国民は多種多様な食のサービスを選択できるようになりました。生活面では核家族世帯や単身世帯の激増，家庭内食から半既成食，既成食，外食の利用は日常のこととなり，人びとの食のスタイルも個別化，多様化しています。

　日本人の栄養状態は，毎年実施される「国民健康・栄養調査」によって知ることができます。最近の結果では，若年者のやせや中高年者の生活習慣病の増加などが問題となっています。若年者の朝食欠食や，外食への依存度が多くなっていることもその一因と考えられます。

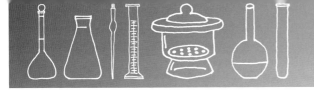

食べ物（栄養素）を摂取する行動は身体の生理的な欲求であり，空腹感や渇感のしくみを知ることは「栄養の営み」を知る第一歩です。体内のエネルギーが不足すると空腹を感じ，水分が不足したり，塩分が過剰になると口渇を覚えます。いくら空腹感があっても嫌いな食べ物に対しては，あまり食欲はわきません。反対に空腹感が無くても好きな食べ物であれば食欲がわきます。嫌いな食べ物か，好きな食べ物かは過去の経験に基づく感情で，それらは大脳が判断しています。空腹感が強いときにはエネルギーを多く含んだ食べ物を好んで選択し，砂糖や調味料などによっておいしく感じられる食べ物を選択します。

食欲は，脳の視床下部にある摂食中枢，満腹中枢などの神経機能によって調節されており，食欲のアクセル（促進）は摂食中枢で，ブレーキ（抑制）は満腹中枢といえます。食べ物が不足した場合，例えばエネルギーが不足すると，身体はエネルギーの消費を抑えようと不活発になり（倦怠感，疲労感が強くなる），体重減少や基礎代謝の低下を招きます。

通常，胃は空になると収縮運動（飢餓収縮）を起こし，交感神経を通して摂食中枢に伝えられ空腹感を感じますが，緊張するとこの運動が起こりにくくなります。ビタミンB_1やパントテン酸が不足しても同様であり，このような場合は空腹感を感じなくなり，放っておくと摂取エネルギー不足から体重減少を引き起こします。

血糖値の急激な上昇でも満腹中枢は刺激され，食欲が低下します。そうならないように，成長期の子どもには，食事直前に甘いジュースなどを飲ませないなどの配慮が大切です。

食べ物の摂食行動に影響を及ぼす要因としては，以下のような因子が考えられます。

（1）外部からの要因としては ①生活面から（気温，身体活動，食物入手），②心理面から（ストレス，気分），③社会面から（食文化，食体験，食習慣，宗教）です。

（2）内部からの要因としては ①調理面から（食べ物のにおい，味，色，食感，咀しゃく音），②身体面から（糖尿病，肥満，がん），③薬剤面から（食欲調節剤），④特定の栄養素に対する欲求（食塩，ビタミン）です。

私たちが食事をして満腹感を感じるのは，胃壁が拡張して胃に分布している副交感神経が拡張したことを伝えるからです。逆に空腹感を感じるしくみはよくわかってはいませんが，食べ物による刺激（聴覚，嗅覚，視覚，味覚，触覚など）と食べ物に関する想い（記憶など）が脳を刺激して，食欲が生み出されると考えられています。しかし，さまざまな要因が関与しているので，食欲がかえって減退したり，嫌悪感を抱く場合も起こります。

表2-1　摂食中枢や満腹中枢を刺激する生理的メカニズム

摂食中枢	① 空腹で体内の脂肪が分解され，血液中に遊離脂肪酸が増加。
	② 胃が空になり，収縮運動が活発化（飢餓収縮）。
	③ 血糖値の低下（例：食後4時間以降は動脈血の血糖値が低くなり静脈血との差が狭まる）。
	④ インスリンや消化管ホルモンの血液中濃度が低下。
	⑤ 気温の低下や精神状態（明るい気分でいるときなど）。
満腹中枢	① 食べ物をよく噛み，脳が刺激されることで，消化液の分泌が促進。
	② 胃が膨満し，胃壁が伸展して，消化管ホルモンであるガストリンの分泌が促進。
	③ 食後，脂肪細胞に脂肪が吸収され，レプチンというホルモンの分泌が促進。
	④ ステロイドホルモン（エストロゲンなど）やグルカゴンの血液中濃度が上昇。
	⑤ 気温の上昇や精神状態（暗い気分でいるときなど）。

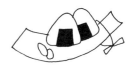

実 験 栄養条件の違いによるブラインシュリンプの成育 ───●

学名はアルテミア・サリナ（*Artemia salina*），世界各地の内陸部の乾燥地域の塩水湖に生息します。乾燥卵は容易にふ化し，長期保管が可能なことから，養殖用の魚類，エビ類や観賞魚の飼育に広く利用されています。

目 的

餌料の有無がブラインシュリンプの成長に与える影響を，飼育実験を通して理解する。給餌群と無給餌群とで比較して生物の生育状態と栄養とのかかわりを考察する。

原 理 （図2-1，図2-2）

ふ化したて（ノープリウス幼生期）は，体長0.4mmほどの楕円球形である（①）。脱皮を繰り返すごとに体が頭部，胸部，腹部に明瞭に分かれ（②～③），各部がさらに細かい体節に分かれ（③），付属肢も増加するが（④），腹部は生殖器以外に付属肢は発達しない。成体の形に近づいて（⑤），やがて二次性徴（雌雄の外形的な違い）が現れる。生体になると腹部の前部に1対の卵塊をもち始める。雄は第2触角（A）が鎌状に大きく発達するのに対し，雌は腹部の前部に急発卵をふ化まで保育する育胞（B）をもっているので，肉眼で容易に識別できる。

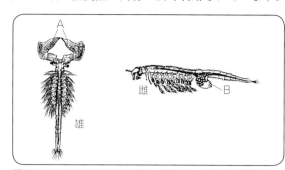

図2-1　アルテミア属の雄（背面）と雌（左側面）
雌はHsü, 1993：Contr. Biol. Lab. Sci. Soc. China, **9**（4）より
雄はGeddes, 1981：Hydrobiologia, **81** より

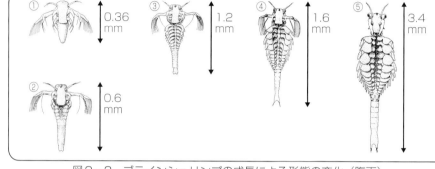

図2-2　ブラインシュリンプの成長による形態の変化（腹面）
Heath, 1924：Hydrobiologia, **38**（4）より

試 料

□ブラインシュリンプの乾燥卵（水生生物を扱うペット屋で購入できる。直径0.2mmほどで乾燥状態では数年以上は保存可能である）

試薬・器具

□市販の人工海水　　□乾燥酵母（ドライイースト）　　□ビーカー（1L）　　□駒込ピペット（5mL）
□エアーポンプ（吐出流量1L/分程度）　　□コック（三方以上分岐）　　□ビーカー（200mL）
□水温計　　□方眼目盛付スライドグラス（目盛1mm以下）　　□低倍率顕微鏡

方 法

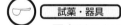
①乾燥卵1g
②飼　育
③ふ　化
④幼生採取
給餌群 ⑤給　餌　｜　無給餌群
⑥体長測定
⑦記録・比較

①1Lビーカーに乾燥卵と人工海水1Lを入れる（水温を記録する）。

②卵が沈殿せず，またガラス壁にぶつからない程度の勢いでエアーポンプで通気する。水位が下がらないようラップフィルムで覆うか，水位が下がったら塩分濃度に注意し補水する。

③室温だと1～2日でふ化する。ピペットで200mLほどビーカーに取る。
　＊水温10℃以下では加温が必要。
　＊200mLビーカーを黒いビニールテープで覆い，下方側面だけ覆わず光が差し込むようにする。

④光を当て，集まった幼生だけをピペットで採取する（卵殻を分離して捨てる）。
　＊幼生を，給餌群と無給餌群に分け，人工海水1Lを入れたビーカーに移す（水温を記録する）。

⑤給餌群には5～6時間で食べつくされる程度の乾燥酵母を与える。
　＊水が濁ったままの場合は換水する。

⑥1～2日おきにピペットで両群を5～10個体採取。1個体ずつ目盛付スライドグラスに取り，体長を計測する。
　＊成長した個体を扱うにはピペットの先端を切り，穴を大きくする。

⑦給餌群と無給餌群の体長を10個体ずつ計測し，記録用紙に記入する。双方の平均値・標準偏差も求め，成長に有意差があるか検討する。

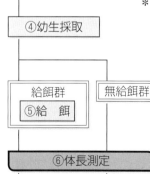
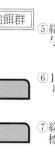

ふ化
分離
給餌群　無給餌群

2．摂食行動

実　験　栄養条件の違いによるブラインシュリンプの生育　記録用紙

1．実験初日の記録
　　　　　月　　　日（　　）　　時　　分　水温　　℃

2．ふ化の記録
　　　　　月　　　日（　　）　　時　　分　水温　　℃

> ふ化および幼生の様子について

3．成長の測定記録

1）A（給餌群）

1回目：測定日　　月　　　日（　　）　測定時間　　時　　分　水温　　℃　平均値　　mm

① mm	② mm	③ mm	④ mm	⑤ mm
⑥ mm	⑦ mm	⑧ mm	⑨ mm	⑩ mm

2回目：測定日　　月　　　日（　　）　測定時間　　時　　分　水温　　℃　平均値　　mm

① mm	② mm	③ mm	④ mm	⑤ mm
⑥ mm	⑦ mm	⑧ mm	⑨ mm	⑩ mm

3回目：測定日　　月　　　日（　　）　測定時間　　時　　分　水温　　℃　平均値　　mm

① mm	② mm	③ mm	④ mm	⑤ mm
⑥ mm	⑦ mm	⑧ mm	⑨ mm	⑩ mm

4回目：測定日　　月　　　日（　　）　測定時間　　時　　分　水温　　℃　平均値　　mm

① mm	② mm	③ mm	④ mm	⑤ mm
⑥ mm	⑦ mm	⑧ mm	⑨ mm	⑩ mm

5回目：測定日　　月　　　日（　　）　測定時間　　時　　分　水温　　℃　平均値　　mm

① mm	② mm	③ mm	④ mm	⑤ mm
⑥ mm	⑦ mm	⑧ mm	⑨ mm	⑩ mm

2）B（無給餌群）

1回目：測定日　　月　　　日（　　）　測定時間　　時　　分　水温　　℃　平均値　　mm

① mm	② mm	③ mm	④ mm	⑤ mm
⑥ mm	⑦ mm	⑧ mm	⑨ mm	⑩ mm

2回目：測定日　　月　　　日（　　）　測定時間　　時　　分　水温　　℃　平均値　　mm

① mm	② mm	③ mm	④ mm	⑤ mm
⑥ mm	⑦ mm	⑧ mm	⑨ mm	⑩ mm

3回目：測定日　　月　　　日（　　）　測定時間　　時　　分　水温　　℃　平均値　　mm

① mm	② mm	③ mm	④ mm	⑤ mm
⑥ mm	⑦ mm	⑧ mm	⑨ mm	⑩ mm

4回目：測定日　　月　　　日（　　）　測定時間　　時　　分　水温　　℃　平均値　　mm

① mm	② mm	③ mm	④ mm	⑤ mm
⑥ mm	⑦ mm	⑧ mm	⑨ mm	⑩ mm

5回目：測定日　　月　　　日（　　）　測定時間　　時　　分　水温　　℃　平均値　　mm

① mm	② mm	③ mm	④ mm	⑤ mm
⑥ mm	⑦ mm	⑧ mm	⑨ mm	⑩ mm

4．考察：実験を通しての感想

3. 消化・吸収と栄養素の体内動態

1）消化・吸収の基本概念

　食物中の栄養成分はほとんどが巨大な高分子で構成されており，消化管の上皮組織を通過して体液中に取り込むためには小分子化する必要があります。細分・微小化するなどして成分を吸収に適した状態に変える過程を消化といいます。栄養素や食物成分を体内に取り込む主役は小腸であり，成分は小腸吸収上皮細胞の中を巧みに通過して体内に入り，循環系（血液やリンパ液）で移送され，体内（細胞内）に取り込まれます。この過程を吸収といいます。

2）消化器系の構造と機能

　口から入った食べ物は，胃や腸で消化・吸収され，その残渣は糞便として肛門から排出されます。口から肛門に連なる管が消化管です。消化管は口腔，咽頭，食道，胃，小腸，大腸に区分され，消化器系は，消化管およびその付属器のだ液腺・膵臓・肝臓などで構成されます。消化管壁はほぼ共通の組織構造を示し，管腔面側から順に，粘膜，粘膜下層，筋層，漿膜の4層からなります。

　粘膜には消化液や粘液を分泌する腺があり，表面はたえず潤っています。粘膜下層には，血管やリンパ管が分布し，神経組織が網目状に広がっています。筋層は，筋線維が管壁を取り巻くように走る内層（内輪筋層）と，縦方向に走る外層（外縦筋層）の2層の平滑筋からなります。漿膜は最外層を被う滑らかな膜で，摩擦を少なくし，消化管の運動をスムーズにするのに役立ちます。

3）消化・吸収の機構

　消化・吸収の過程は，① 消化液の分泌を介して消化管内で起こる中間消化（管腔内消化）と，② 小腸吸収細胞の膜表面で起こる終末消化（膜消化）の2つのステージに分けて考えることができます。

　管腔内消化では，消化酵素による加水分解（化学的消化）が重要ですが，咀しゃくや消化管平滑筋の運動による食塊の破砕・混合(物理的消化)も補助的な役割を果たします。終末消化では，栄養素は小腸吸収細胞の管腔側の膜の上で膜消化を受けると同時に近くにある膜輸送担体により細胞内に取り込まれます。消化と吸収は同時に進行する現象であり，分けて考えることはできません。

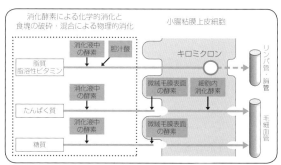

図3-1　各栄養素の消化・吸収経路

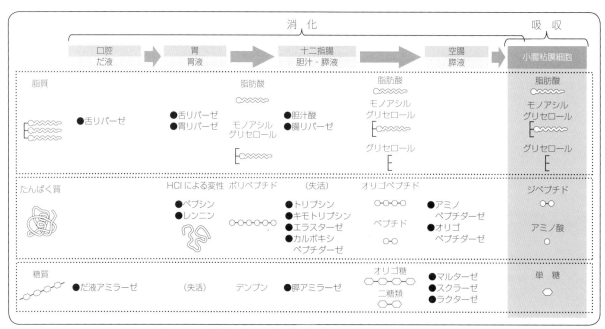

図3-2　脂質・たんぱく質・糖質の消化・吸収と消化酵素

実験1 アミラーゼによる炭水化物の消化 ─────────────○

　食物中の栄養素は，そのままではほとんど体内に吸収できないので消化酵素の働きによって，吸収されやすい形にまで細かく分解されます。デンプンやグリコーゲンのような多糖類は，まず口腔内の消化酵素であるだ液アミラーゼ（プチアリン）の働きによって加水分解され，デンプンより分子量の少ないデキストリンや少糖類（オリゴ糖），二糖類のマルトースに分解されます。

目　的

　ヨウ素デンプン反応により色調が変化することで，デンプンがだ液中のアミラーゼによって分解され分子量の小さい糖になる（消化）ことを確認する。さらにデンプンが加水分解されると，還元性のあるマルトースやグルコースを生じることをフェーリング反応によって観察する。

原　理

　デンプン水溶液にヨウ素溶液（ヨウ素ヨウ化カリウム溶液）を加えると，デンプン分子のラセン構造の長さによって青色〜赤色を呈する鋭敏な化学反応が起こる。これは，ラセン構造内部にヨウ素分子が入り込むことによる反応である。この水溶液を加熱するとラセン構造からヨウ素分子が外れるため，呈色は消える。デンプン（グルコース分子が数100個程度）を構成するグルコース分子の数が約30個以上では青色，20個程度では紫色，10個程度では赤色，6個程度では淡橙色，それ以下では無色となる。デンプンに酸を加えて加熱すると，加水分解されアルデヒド基をもつ還元性のある糖（グルコースやマルトース）に変化する。これにフェーリング溶液を加え温めると，酸化銅（I）（Cu_2O）の赤色沈殿が生成するので還元性物質の検出や定量に用いられる。

試　料

　□希釈だ液（口の中をよくすすいだ後，分泌してくるだ液（約1〜3mL）を試験管に集める。自然に分泌されないときには脱脂綿の小片を噛んで分泌をうながす。軽く遠心ろ過して上澄を，試料とする）。0.9% NaCl滴を用いて，100〜300倍に希釈する。

試薬・器具

　□0.05Mヨウ素溶液　　□フェーリングA液　　□フェーリングB液
　A液・B液を使用直前に等量混合する。
　A液：硫酸銅（II）五水和物 $CuSO_4 \cdot 5H_2O$ 3.46 g を水 50.0 mL に溶かす。
　B液：酒石酸カリウムナトリウム（ロッシェル塩）KOOCCH（OH）CH（OH）COONa 17.3 g と水酸化ナトリウム NaOH 5.0 g を水 50.0 mL に溶かす。
　□ビーカー（30 mL）　□試験管（10 mL）　□駒込ピペット　□メスピペット　□ガラス棒　□恒温水槽

方　法

```
①0.1%デンプン溶液　10mL
　↓←②0.9%塩化ナトリウム溶液 1mL
③撹　拌
　↓←④試験管6本に1mLずつ分注
　↓←⑤希釈だ液　1滴
┌───┬───┬───┬───┬─────┐        ⑥┌───┬───┐
│ A │ B │ C │ D │  E   │ F │          │ G │ H │
├───┴───┴───┴───┴─────┤          ├───┴───┤
│           37℃            │          │  37℃  │
├───┬───┬───┬───┬─────┤          ├───────┤
│0分│5分│10分│15分│  30分  │          │  30分  │
└───┴───┴───┴───┴─────┘          └───────┘
　↓   ↓   ↓   ↓    ↓         ┌──────┐
　　　　　　←⑦ヨウ素溶液1滴→│（対照）│
　　　　　　　←⑧フェーリング
　　　　　　　　　A液・B液→
⑨色の変化を観察・記録
```

①ビーカーにはかり入れる。
②メスピペットではかり入れる。
③ガラス棒で撹拌する。
④試験管6本に1mLずつ駒込ピペットで入れる。
⑤希釈だ液（100〜300倍）を駒込ピペットで1滴ずつ入れる。
⑥対照用試験管2本に1mLずつ分注し，37℃の恒温水槽で反応開始（G・H）。
⑦0, 5, 10, 15, 30分後にヨウ素溶液1滴を加え，反応を停止する（A〜E・G）。
Fは，30分後の反応溶液をフェーリング反応用に使用する（F）。
⑧FとHは沸騰湯浴で3分間加熱し，フェーリング反応による溶液の色を比較する。
色を判別しにくい場合は，水を2〜3mL加えて，比較する。

結　果

・時間の経過に伴う反応の進み具合を観察・記録する（青紫から赤への色調の変化を観察する）。
　　A 0分（　　　　　　　　）　　B 5分（　　　　　　　　）　　C 10分（　　　　　　　　）
　　D 15分（　　　　　　　　）　　E 30分（　　　　　　　　）　　G 30分（　　　　　　　　）
・フェーリング反応よる溶液の色調を観察・記録する（色調の変化を観察する）。
　　F（　　　　　　　　　　　　　　　　）　　H（　　　　　　　　　　　　　　　　　　　）
・炭水化物の消化についてまとめてみよう。

実験2 ペプシン・トリプシンによるたんぱく質の消化

　たんぱく質は，胃に入るとぜん動運動によってかき混ぜられ，胃液によって酸性になり，胃液中の消化酵素（ペプシン）によってペプトンに分解されます。ペプトンは，十二指腸を通るときに膵液と混ざり膵液の消化酵素（トリプシン）によってポリペプチドやオリゴペプチドに分解されます。これらは，小腸吸収上皮細胞膜に存在する消化酵素（ペプチターゼ）によってジペプチドやアミノ酸に分解されます。

目的
　食物中のたんぱく質が胃液の酸性下でペプシンにより消化され，さらに十二指腸において，膵液のアルカリ性下でトリプシンにより消化がさらに進むことを確認する。

原理
　たんぱく質が分解されるに従って，分子量が小さいポリペプチド，さらにオリゴペプチドやアミノ酸になると水に溶けやすくなるので卵白溶液はしだいに透明になる。溶液の色調の変化で，ペプシン，トリプシンが働いたことを確認する。なお，多くの消化酵素は中性付近が最適pHであるが，ペプシンの最適pHは1.8であり，トリプシンの最適pHは8〜9である。

試料
□卵白希釈液（ビーカーに純水10 mLをとり，煮沸後すぐに6倍に希釈した卵白液4 mLを加えて混合し，白濁させた後，冷却し，試料とする）

試薬・器具
□1％ペプシン溶液
□4％パンクレアチン抽出液（消化酵素製剤でトリプシンやリパーゼ他多くの酵素を含む。37℃水浴中で10分間振とう，遠沈した上澄を用いる）　□2M塩酸　□ビーカー（100 mL）　□メスピペット
□駒込ピペット　□ホールピペット　□ガラス棒　□試験管（10 mL）　□恒温水槽　□スポイト

方法
●ペプシンによる分解

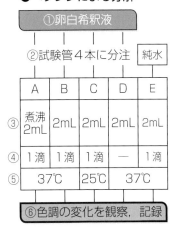

①卵白希釈液

②試験管4本に分注　純水

	A	B	C	D	E
③	煮沸 2mL	2mL	2mL	2mL	2mL
④	1滴	1滴	1滴	—	1滴
⑤	37℃	25℃		37℃	

⑥色調の変化を観察，記録

②試験管A〜Dに卵白希釈液2mLを分注する。試験管Eはブランクとして，純水2mLとする。

③ペプシン溶液2mLを駒込ピペットではかり入れる。試験管Aには煮沸したペプシン溶液を入れる。

④2M塩酸1滴をスポイトで加え混合。

⑤37℃の恒温水槽で反応開始。試験管Cのみは室温に放置。

⑥塩酸を加えてから3, 5, 10, 15, 20分後の状態を観察，記録。

＊ブランク：比較対照のために用いる，試料を入れない空実験のこと。

方法
●トリプシンによる分解

①卵白希釈液

②試験管4本に分注　純水

	A	B	C	D	E
③	煮沸 2mL	2mL	2mL	2mL	2mL
④	—	—	—	1滴	—
⑤	2滴	2滴	2滴	—	2滴
⑥	37℃	25℃		37℃	

⑦色調の変化を観察，記録

②試験管A〜Dに卵白希釈液2mLを分注する。試験管Eはブランクとして，純水2mLとする。

③パンクレアチン溶液2mLを駒込ピペットではかり入れる。
試験管Aには煮沸したパンクレアチン溶液を入れる。

④試験管Dには2M塩酸1滴をスポイトで加え混合。

⑤試験管A, B, C, Eには2％炭酸ナトリウム2滴をスポイトで加え混合。

⑥37℃の恒温水槽で反応開始。試験管Cのみは室温に放置。

⑦塩酸・炭酸ナトリウムを加えてから3, 5, 10, 15, 20分後の状態を観察，記録。

結果
・反応温度と液性を変化させた結果を観察・記録する。

	A	B	C	D	E
3分					
5分					
10分					
15分					
20分					

・たんぱく質の消化についてまとめてみよう。

結果
・反応温度を変化させた結果を観察・記録する。

	A	B	C	D	E
3分					
5分					
10分					
15分					
20分					

実験3 リパーゼによる脂質の消化 ─────────○

　リパーゼは，胃液，膵液などに含まれる消化酵素で，脂質の消化と深く関連しています。摂取された脂質は，十二指腸で胆管より分泌される胆汁酸によって分散・溶解されます。次に膵臓から分泌される膵リパーゼでモノアシルグリセロールと脂肪酸に分解されます。モノアシルグリセロールや脂肪酸は小腸粘膜細胞により細胞内に取り込まれた後，TG（トリアシルグリセロール）に再合成され，たんぱく質と複合体を形成してキロミクロンとなりリンパ管へ吸収されます。

目 的

　試料として牛乳（脂肪が乳化しているため，水溶性のリパーゼが作用しやすい）を用い，リパーゼが働いて脂肪酸が生成し，液性が酸性側に変化することを，酸を検出するBTB指示薬を用いて 溶液の色調変化により確認する。

原 理

　BTB指示薬の色の変化はpH 6.0以下では黄色，pH 7.6以上では青色であり，その中間では緑色を示す。ただし，非常に強い酸に対しては赤色を，非常に強い塩基に対しては紫色を示す。

酸性 ← （赤）－ 黄 － 緑 － 青 －（紫）⮕ 塩基性

試 料

□希釈牛乳（牛乳12 mLを同量の純水で希釈し，試料とする）

試薬・器具

□4%パンクレアチン抽出液（37℃水浴中で10分間振とう，遠沈した上澄を用いる）
□0.04% BTB（ブロモチモールブルー）指示薬〔pH 6.2…黄　pH 7.8…青〕　□2%炭酸ナトリウム
□ビーカー　　□メスピペット　　□駒込ピペット　　□ガラス棒　　□試験管（10 mL）　　□恒温水槽
□pH色調表

方 法

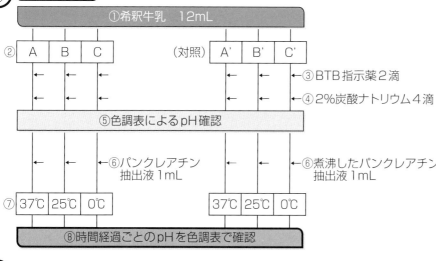

②試験管6本に①を2 mLずつ分注する。

④pH 7.6に調整する。

⑥酵素反応用試験管には，パンクレアチン抽出液1 mLを，対照用には煮沸したパンクレアチン抽出液1 mLを駒込ピペットで加える。

⑦試験管A，A'は37℃の恒温水槽で反応させる。B，B'は室温（25℃）に放置。C，C'は0℃に冷却する。

⑧0, 3, 5, 10, 15, 20分反応後の色調を観察し，色調表でpHを確認する。

結 果

・色調表でpHを確認し，温度の違い（体温37℃，室温25℃，0℃）による反応の進み具合の差異を観察・記録する。

	37℃		25℃		0℃	
	A	A'	B	B'	C	C'
0分						
3分						
5分						

	37℃		25℃		0℃	
	A	A'	B	B'	C	C'
10分						
15分						
20分						

・脂肪の消化についてまとめてみよう。

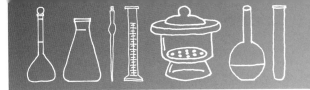

4. 糖質の栄養

I. 栄養学総論（基礎栄養学）

1）糖質の体内代謝

　私たちが最も多く摂取している糖質はグルコース（ブドウ糖）からなる多糖類のデンプンです。そのほか，グルコースとフルクトースからなるスクロース（ショ糖），また，ガラクトースとグルコースからなるラクトース（乳糖）などの二糖類があります。さらに，消化されない多糖類のセルロースなどの食物繊維も摂取しています。デンプンはだ液や膵液中のα-アミラーゼによって部分分解されてデキストリンになった後，ショ糖や乳糖と同様に小腸の吸収上皮細胞膜にある二糖類消化酵素によって単糖にまで消化されます。単糖は，糖輸送担体によって血液内へと吸収されます。吸収された糖質はグルコースのままで解糖系，クエン酸回路，電子伝達系を経て熱やATP産生に利用されたり，肝臓や筋肉でグリコーゲンに，また，肝臓や脂肪細胞で脂肪に合成されたりしてエネルギー源として利用されます。

2）血糖とその糖質

　食後の血糖値は脳や神経細胞の働きを維持するのに十分な値ですが，空腹時に血糖値が低下すると，肝臓のグリコーゲンが分解して血糖値が維持されます。そのためにインスリン，グルカゴンやアドレナリンなどのホルモンが働いています。食後の血液にあるグルコースは，肝臓や筋肉に吸収され，解糖系の途中からUDPグルコースを経てグリコーゲンに生成され貯蔵されます。必要に応じて，ホルモンが作用しグルコース一リン酸を経て，肝臓ではグルコースとなって血液中に分泌されます。一方，筋肉ではエネルギー源となるために解糖系やクエン酸回路を経て代謝されます。

3）エネルギー源としての利用

　1日の安静時エネルギー消費量が1,500〜2,000 kcalとすれば，脳のエネルギー消費量は300〜400 kcalになり，これは糖質75〜100 gに相当します。脳以外の神経組織，赤血球なども糖質をエネルギー源として利用するので，糖質の必要量は少なくとも100〜200 g/日と推定されます。糖質の摂取量は身体活動レベルによって推定エネルギー必要量が異なりますが，おおむね，エネルギー比50〜65％Eの範囲になるものと考えられています。

4）他の栄養素との関連

　血糖値が低下すると，肝臓のグリコーゲンが分解して血糖値が維持されますが，これだけでは必要なグルコースの半日分程度しかまかなうことができません。そこで，大部分は肝臓ですが，一部は腎臓で他の化合物を材料にしてグルコースを生成し血液中に分泌する機構が備わっており，これを糖新生といいます。

　筋肉活動で生成した乳酸は血液を介して肝臓へ運ばれ，肝臓でグルコースに再生されてから再び脳や筋肉に運ばれてエネルギー源として利用されます。この肝臓と筋肉の間の代謝回路をコリ回路といいます。同様に，筋肉のたんぱく質を分解して得られたアラニンが血液を介して肝臓に運ばれピルビン酸に転換されて糖新生に利用されます。この代謝回路をグルコース-アラニン回路といいます。

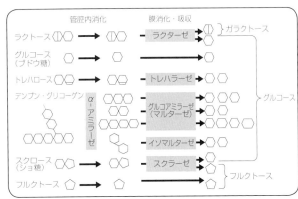

図4-1　糖質の消化・吸収と消化酵素

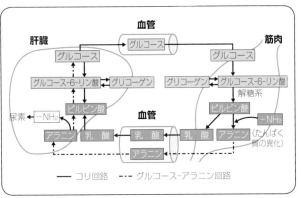

図4-2　コリ回路とグルコース-アラニン回路

実験1 血糖の測定 ───────○

血液は，試料として採取しやすいので，栄養状態の判断，臨床検査の試料としてよく用いられます。

目 的

食品からのグルコースが吸収されて血液中に放出されることにより，食後30分程度で血糖が上昇し，約120分経過すると元のレベルに戻る。空腹時血糖と，食べ物を摂取した後（30分後，120分後）の血糖を測定し，血糖の上昇を確認する。

原 理

血漿中のグルコースは，発色試液に含まれるムタロターゼの作用によって，α型からβ型へ速やかに変換する。β-D-グルコースはグルコースオキシダーゼ（GOD）の作用で酸化され，同時に過酸化水素を生じる。生成した過酸化水素は，共存するペルオキシダーゼ（POD）の作用により，発色試液中のフェノールと4-アミノアンチピリンを酸化縮合させ，赤色色素を生成させる。この赤色の吸光度よりグルコース濃度を求める。

試 料

□空腹時血漿　　□被検食摂取後30分血漿　　□被検食摂取後120分血漿
　　＊抗凝固剤（フッ化Na，ヘパリンNa，EDTA-2Na）入りの採血管に採取し，遠心分離（3,000 rpm，15分，4℃）後，血漿を分離する。

キット

□「グルコースCⅡ-テストワコー」（ムタロターゼ・GOD法）和光純薬工業（株）：緩衝液，発色剤，ブドウ糖標準液Ⅰ（ブドウ糖200 mg/dL），ブドウ糖標準液Ⅱ（ブドウ糖500 mg/dL）
　　＊実験にはキットを使用するが，キット添付文書と方法が一部異なるところがある。

器 具

□試験管（10 mL前後）　　□マイクロピペット　　□メスピペット　　□試験管ミキサー　　□恒温水槽
□分光光度計または505 nmのフィルターをもつ比色計

方 法

＊下記の操作を，空腹（0分）時血漿，食後30分血漿，食後120分血漿を用いて行う。

| ①血漿 0.02 mL |
| ←②発色試液 3.0 mL |
| ③混和・加熱（37℃，5分間） |
| ④吸光度測定（505 nm） |
| ⑤グルコース濃度を求める |

①マイクロピペットで試験管2本にはかり取る。

②発色剤1びんを緩衝液1びんで溶解し，発色試液とする。メスピペットではかり取り加える。

③よく混和してから恒温水槽で加熱する。

④分光光度計または比色計で吸光度を測定する。

⑤検量線を用いて，グルコース濃度（mg/dL）を求める。

＊ブランク：血漿に替え，純水0.02 mLで，②〜④の操作を行う。
＊検量線作成：各濃度のブドウ糖標準液で②〜④の操作を行う。

●検量線作成

濃度（mg/dL）	50	200
ブドウ糖標準液Ⅰ	0.5 mL	原液
純水	1.5 mL	—
採取量	0.02 mL	0.02 mL

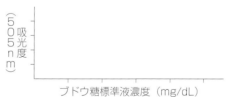

縦軸：505 nm 吸光度　横軸：ブドウ糖標準液濃度（mg/dL）

結 果

・検量線から，検体のグルコース濃度を算出する。
　（　　　　　）mg/dL
・体内の糖代謝についてまとめてみよう。

血糖値の測定
　指先などに穿刺し採血して，自分自身で簡易に血糖値を測定することができる器具があります。
　血糖の測定を必要とする糖尿病患者などに，広く用いられています。

実験2 グリコーゲンの定量 ─────────────────○

　移動力に欠ける二枚貝類（アサリ，カキ等）は，しばしば酸素の少ない環境にさらされます。その際のエネルギー源のためなどにより，通常の動物と比べてグリコーゲン含量が多いことが知られています。

 目　的

　グリコーゲンを定量することで糖代謝のしくみについて理解を深める。

 原　理

　グリコーゲンを溶解し，強酸とともに加熱して加水分解したグルコースからフルフラール誘導体を生成させる。これをアントロンと反応させ青緑色に染色するアントロン硫酸法により比色定量してグルコース量を求め，さらにグリコーゲン量に換算する。

 試　料

　□アサリ（生貝が望ましい：分析までに2日以上を要する場合には−20℃以下で保存しておく）

 試薬・器具

　□30％水酸化カリウム溶液　　　□2％硫酸ナトリウム溶液　　　□95％エタノール
　□10％TCA（トリクロロ酢酸溶液）
　□アントロン溶液（濃硫酸72 mLにアントロン50 mgを十分に溶解させた後，チオ尿素1 gを加え，純水で100 mL褐色遮光メスフラスコに定容する。撹拌後，湯煎鍋で10分間煮沸し冷却後，蓋を閉め冷暗所に保存し，2週間以内に使用する。最初は黄色を呈するが，放置すると次第に褐色を帯びる）
　□グルコース標準溶液母液1.0 mg/mL（グルコース100 mgを秤量し，100 mLメスフラスコに定容）
　□電子天秤　　□メスシリンダー（100 mL）　　□駒込ピペット（10 mL）　　□解剖ハサミ
　□ホモジナイザー　　□蓋付遠沈管（10・50 mL）　　□湯煎鍋　　□遠心分離機　　□分光光度計
　□メスフラスコ（10 mL透明・100 mL褐色）　　□ボルテックスミキサー　　□漏斗　　□ろ紙
　□安全ピペッター　　□試験管（10 mL）　　□ホールピペット（1・5 mL）　　□メスピペット（10 mL）

方　法

●グリコーゲンの精製・試験溶液の作成

①アサリ軟体部（湿重量1〜3 g）取り出し	①解剖ハサミで開殻し，50 mL蓋付遠沈管に投入。
←②純水	②ホモジナイズ可能な最小量を投入。
③粉砕（ホモジナイズ）	③ホモジナイザーで氷冷しながら操作。
←④30％水酸化カリウム溶液（試料の2倍量）	④たんぱく質を分解。
⑤加熱（100℃，30分間）後に氷冷	⑤湯煎で撹拌しながら操作。
←⑥2％硫酸ナトリウム溶液0.5 mL	⑥⑦グリコーゲンを沈殿。
←⑦95％エタノール（試料の2倍量）	
⑧加熱・撹拌後に氷冷	⑧湯煎で煮沸するまで撹拌。
⑨遠心分離（3,000 rpm，10分間）	⑨たんぱく質を含む上澄を捨て，グリコーゲンの残渣を残す。
←⑩10％TCA 4mL（冷却したもの）	⑩残渣をガラス棒で撹拌しながら操作。＊ガラス棒についたものも残さず混和。
⑪撹　拌	⑪ボルテックスミキサーで混和し，グリコーゲンを溶解。
⑫遠心分離（3,000 rpm，10分間）	
⑬上澄　　⑬残渣：⑩〜⑫を繰り返す	⑬上澄を別の50 mL蓋付遠沈管に入れ，残渣に残ったグリコーゲンを残さず溶解。
←⑭95％エタノール 40mL	⑭グリコーゲンを再沈殿。
⑮加熱（60℃・1時間）	⑮湯煎で温浴。
⑯遠心分離（3,000 rpm，10分間）	⑯上澄を捨て，グリコーゲンの残渣を集積。
←⑰純水	⑰⑱沈殿したグリコーゲンを溶解させ，これを試験溶液とする。
⑱定容（10mL）：試験溶液作成	

●グルコースの定量・グリコーゲン量への換算

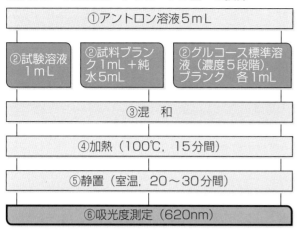

①アントロン溶液5mL

②試験溶液 1mL ／ ②試料ブランク1mL＋純水5mL ／ ②グルコース標準溶液（濃度5段階），ブランク 各1mL

③混　和

④加熱（100℃，15分間）

⑤静置（室温，20〜30分間）

⑥吸光度測定（620nm）

①安全ピペッター付ホールピペットで採取。10mL蓋付遠沈管（計13本）に投入し，冷蔵保管。

②下表のようにグルコース標準溶液母液と純水を混和させて検量線に用いるグルコース標準溶液を作成。
試験溶液，ブランク，試料ブランク（下表の注釈参照）とともに，安全ピペッター付ホールピペットで静かに重層し，直ちに閉蓋。

③激しく混和した後，開蓋。

④湯煎で撹拌しながら操作。グルコースが含まれるものがしだいに青緑色に染まることを確認。

⑤直ちに氷水に浸して急冷してから放置。

⑥液の一部をガラス製比色セルに入れ，比色法により分光光度計で測定。

⑦濃度が既知のブランクとグルコース標準溶液（下表参照）の吸光度の値からグルコース濃度との比例関係を示した検量線を下のグラフの様式に従って作成。

⑧試験溶液の吸光度の平均値を試料ブランクの値で差し引いてから検量線に当てはめ，試験溶液のグルコース濃度を読み取る。

	ブランク	グルコース標準溶液				
標準溶液母液（1.0mg/mL）	0	1	1	3	2	2
純水（mL）	5	9	4	7	3	2
濃度（mg/mL）	0	0.10	0.20	0.30	0.40	0.50

結　果

・アサリ軟体部重量（　　　　）g　　　　貝殻部重量（　　　　）g

・吸光度の記録：ブランクを1本，試料・試料ブランク・標準溶液を2本ずつ，計15本を測定し，記録する。

蓋付遠沈管，試験管	1・2 試料ブランク	3・4 試料	5 ブランク	6・7	8・9	10・11	12・13	14・15
検量線用標準溶液の グルコース濃度（mg/mL）	試料溶液		0	0.10	0.20	0.30	0.40	0.50
吸光度（1,3,6,8,10,12,14）			0点調整					
吸光度（2,4,5,7,9,11,13,15）								
吸光度の平均値								
平均値－試料ブランクの吸光度								

＊ブランク：比較対照のために用いる，試料を入れない空試験のこと。ただし染色液は入れている。

＊試料ブランク：試料は入れるが，染色液は入れない。したがって，試料自体の吸光度がわかる。

・検量線の作成：上表に記録した標準溶液の吸光度の平均値をグラフ用紙にプロットしてから検量線を作成。

・試料のグルコース濃度の読み取り：

試料の吸光度の平均値から，試料ブランクの吸光度の平均値を引いた値を求める。（　　　　　）

これから，水平な点線を引き，得られた回帰直線の交点から試験溶液中のグルコース濃度を読み取る。
（　　　　　）mg/mL

試験溶液はもともと10mLあったから，アサリ1個体中のグルコース含有量は，濃度の数値を10倍する。
（　　　　　）mg

・試料中のグリコーゲン含有量の算出：

グリコーゲンは，グルコース（$C_6H_{12}O_6$，分子量180）が脱水縮合して，水分子（H_2O，分子量18）がひとつ外れた形でできる。したがって，脱水分を積算すれば {(180−18)/180＝0.9} グリコーゲンの量を算出できる。

グルコース含有量×0.9より，グリコーゲン含有量は（　　　　　）mgとなる。

・アサリ1個体中のグリコーゲン量：

試験溶液（10mL）中のグリコーゲン含有量（mg）/軟体部湿重量（g）＝（　　　　　）mg/g湿重量

・グルコースとグリコーゲンの化学構造および生体内での役割について調べてみよう。

①このグラフに，ブランクと5段階の濃度のグルコール標準溶液の平均吸光度の値を濃度別に点でプロットする。

②どの点からも最小限の距離になるような回帰直線を，最小二乗法によりひくことで，検量線を作成する。

620nmでの吸光度（縦軸 0〜1.2）／ 混和された試料のグルコース濃度（mg/mL）（横軸 0〜0.5）

実験3 アルコール発酵

　酵母のアルコール発酵によるエタノールの産生を，水酸化ナトリウムなど塩基性の条件下でヨウ素液を添加し消毒臭のヨードホルムの黄色沈殿を生じさせる（ヨードホルム反応）ことで確かめます。同じく酵母から放出される炭酸ガスを水酸化カルシウム液に溶かし炭酸カルシウムを沈殿させることで確認します。

目 的

　人の解糖系と共通点のあるアルコール発酵の反応の過程について理解を深める。アルコール発酵の反応速度に与える温度の影響も調べる。

原 理

　菌類の酵母（単細胞性の菌類）は，嫌気（酸素が少ない）環境下でアルコール発酵（嫌気的反応）により，糖からエチルアルコール（エタノール）を産生し，炭酸ガスを放出する。

$$C_6H_{12}O_6（グルコース）\Rightarrow 2C_2H_5OH（エチルアルコール：エタノール）+ 2CO_2（二酸化炭素：炭酸ガス）$$

試 料

□発酵液（5%酵母液25 mLにグルコース液25 mLを加え混和し，試料とする）

試薬・器具

□5%酵母液（ドライイースト5 gに40℃の湯100 mLを加えガラス棒でよく混和し，温度を保つ）
□グルコース液
□10%水酸化ナトリウム液　　　□ヨウ素液（水15 mLにヨウ素0.6 g・ヨウ化カリウム1.5 gを溶かす）
□0.15%水酸化カルシウム液
□ビーカー（100・200・500 mL）　　　□三角フラスコ（100 mL）　　　□キューネ発酵管
□駒込ピペット（3 mL）　　　□恒温水槽　　　□試験管（10 mL）　　　□メスシリンダー　　　□ろ紙
□ポリエチレン管　　　□シリコン栓（コルク栓でも可）

方 法

●エタノールの産生

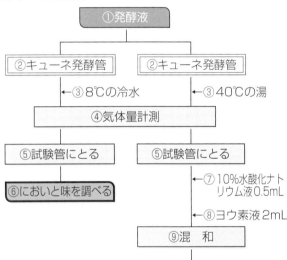

①発酵液をキューネ発酵管2本に注ぎ入れる。

②それぞれを500 mLビーカーに入れる。

③管に空気が残らないように少しずつ注ぎ，口下までいっぱいにする。

④1分ごとに管の目盛を読み，酵母が放出した気体量を記録する。液があふれ出ないよう，ときどき駒込ピペットで排出する。

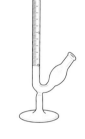

キューネ発酵管

⑤目盛が10 mLに達したら，ろ化した発酵液3 mLを駒込ピペットではかり取り，2本の試験管に入れる。

⑩ヨードホルムのにおいが生じない場合は恒温水槽（60〜80℃）で加熱する。

●炭酸ガスの生成

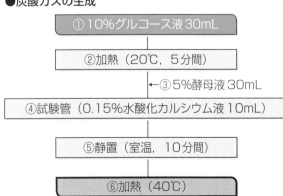

①三角フラスコに入れる。

②恒温水槽で加熱する。

③酵母液を入れた後，ポリエチレン管を挿したシリコン栓をする。

④0.15%水酸化カルシウム液10 mLを入れた試験管にポリエチレン管を挿し込む。

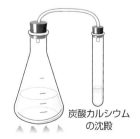

炭酸カルシウムの沈殿

炭酸ガスの採取

⑤ときどきフラスコを振り，試験管内の変化を観察する。

⑥フラスコを加熱しながら，試験管内の変化を観察する。

4. 糖質の栄養

実験3 アルコール発酵　記録用紙

＜エタノールの産生＞

1. 1分ごとにキューネ発酵管の目盛を読み発生する気体の量を記録する。

時間（分）	1分後	2分後	3分後	4分後	5分後	6分後	7分後	8分後	9分後	10分後
40℃温水										
8℃冷水										

2. 気体の発生量をグラフに書いてみよう。

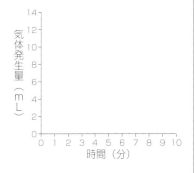

3. どちらの温度のほうが，酵素の反応速度が速くなるか考察しよう。

4. 40℃10分後の発酵液のにおいと味についてわかったことを記そう。

5. ヨウ素を加えた場合のにおいについてわかったことを記そう。

＜炭酸ガスの生成＞

1. 室温で10分放置した場合と40℃で温めた場合とで発生する量の違いを記そう。

課題1：酵母のアルコール発酵は，1) アルコール飲料　2) パン製造　3) バイオエタノール燃料に応用（利用）されています。それぞれの詳細を調べてみよう。

　　1)

　　2)

　　3)

課題2：人の体内での解糖系とTCAサイクルでは，グルコース1分子からそれぞれATPは何分子産生するか調べてみよう。

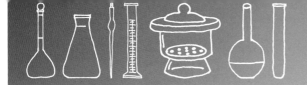

5. 脂質の栄養

I. 栄養学総論（基礎栄養学）

1）脂質の体内代謝

① 脂質の化学

脂質は，水に不溶でクロロホルムやエーテルなどの有機溶媒に溶ける性質のある生体成分です。エネルギーを貯蔵する中性脂肪（トリアシルグリセロール：TG），細胞膜の構成成分であるリン脂質，糖脂質，コレステロールなどがあります。TGはグリセロールに脂肪酸が結合したものです。脂肪酸は，炭素鎖中に二重結合がない飽和脂肪酸，二重結合がある不飽和脂肪酸に分類されます。

② 脂質の消化・吸収と体内移動

食事中の脂質は，小腸で胆汁酸や膵リパーゼの働きにより分解され，小腸で吸収されて血液中に出ます。血液中の脂質はリポタンパク質に取り込まれ，臓器間を輸送されます。代表的なリポタンパク質には，キロミクロン，VLDL，LDL，HDLがあります。キロミクロンは，小腸でつくられリンパ管を経て静脈内に流入し，肝臓に取り込まれます。

③ TG・脂肪酸・コレステロールの代謝

エネルギーが不足状態になるとホルモン感受性リパーゼが活性化され，脂肪細胞内のTGが分解されます。リポタンパク質中のTGはリポタンパク質リパーゼによって脂肪酸とグリセロールに分解されます。

脂肪酸は酸化分解（β酸化）されて，アセチルCoAとなり，TCAサイクルに入り，脳や筋肉でエネルギー源として利用されます。またはTGに再合成されて貯蔵されます。コレステロールは，主に肝臓でアセチルCoAから合成され，血中のリポタンパク質に取り込まれて輸送されます。コレステロールの合成は，フィードバック調節されています。肝臓に逆輸送されたコレステロールの約50％は胆汁酸の材料として使われ，約40％はそのまま胆汁中に排泄され，腸肝循環が行われています。約10％はステロイドホルモンの産生に使われます。

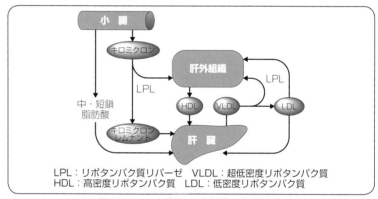

図5-1　リポタンパク質の代謝経路

④ 必須脂肪酸の機能

リノール酸・α-リノレン酸は，人の発育や身体の機能を正常に保つために必要な必須脂肪酸です。n-3系脂肪酸は血中TG値の低下，不整脈の発生防止，血管内皮細胞の機能改善，血栓生成防止作用などのさまざまな生理活性があるといわれています。

2）貯蔵エネルギーとしての作用

脂肪細胞は生体のエネルギーバランスに応じて脂肪の合成と分解を行うエネルギー貯蔵細胞としての働きがあります。脂肪細胞には内臓脂肪と皮下脂肪があり，内臓脂肪細胞はレプチンやアディポネクチンなどを分泌する細胞で，アディポサイトカイン（脂肪細胞から分泌される生理活性物質の総称）が生活習慣病と深くかかわっています。

3）摂取する脂質の量と質の評価

「日本人の食事摂取基準（2020年版）」では，脂質のエネルギー産生栄養素バランスは20～30％エネルギー，飽和脂肪酸は7％エネルギー以下と設定されています。

脂肪エネルギー比率が高くなるとエネルギー摂取量が大きくなり，肥満やメタボリックシンドロームを増加させます。高脂質食は飽和脂肪酸の摂取量が増え，血漿LDLコレステロール濃度を上昇させて冠動脈疾患のリスクを高くします。脂質の量と質に注意することが必要です。

実験1 TGの測定（GPO・DAOS法）──────○

特定健診・特定保健指導におけるメタボリックシンドローム*の診断基準項目には内臓脂肪の蓄積（腹囲）に加えて，脂質異常症の診断基準項目のひとつである高TG血症があります。

  ＊メタボリックシンドロームとは，内臓脂肪の蓄積により耐糖能異常，脂質異常症，高血圧症などの複数の動脈硬化危険因子を伴い，冠動脈疾患を高率に発症する症候群のことです。

目 的
TGを測定することで血中脂質代謝についての理解を深める。

原 理

TGはリポプロテイン（タンパク質）リパーゼ（LPL）の作用によりグリセリンと脂肪酸に分解される。生成したグリセリンは，ATPの存在下でグリセロールキナーゼ（GK）の作用でグリセロール-3-リン酸になる。グリセロール-3-リン酸はグリセロール-3-リン酸オキシダーゼ（GPO）の作用を受けて酸化され，同時に過酸化水素を生じる。生成した過酸化水素は，ペルオキシダーゼ（POD）の作用によりDAOSと4-アミノアンチピリンを定量的に酸化縮合させ，青色色素を生成させる。この青色の吸光度よりTG濃度を求める。

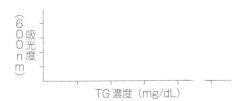

トリアシルグリセロール + 3H$_2$O $\xrightarrow{LPL}$ グリセロール + 3脂肪酸
グリセロール + ATP $\xrightarrow{GK}$ グリセロール-3-リン酸 + ADP
グリセロール-3-リン酸 + O$_2$ $\xrightarrow{GPO}$ ジヒドロキシアセトンリン酸 + H$_2$O$_2$

4-アミノアンチピリン
DAOS
青色色素

試 料
□血清

キット
□「トリグリセライド E-テストワコー」（GPO・DAOS法）和光純薬工業（株）：緩衝液，発色剤，基準液
　＊実験にはキットを使用するが，キット添付文書と方法が一部異なるところがある。

器 具
□試験管（10 mL前後）　□マイクロピペット　□メスピペット　□試験管ミキサー　□恒温水槽
□分光光度計または600 nmのフィルターをもつ比色計

方 法

①血清　0.02mL	①マイクロピペットで試験管にはかり取る。
←②発色試液3.0mL	②発色剤1びんを緩衝液1びんで溶解し，発色試液とする。メスピペットではかり取り加える。
③混和・加熱（37℃，5分間）	③よく混和してから恒温水槽で加熱する。
④吸光度測定（600nm）	④分光光度計または比色計で吸光度を測定する。
⑤TG濃度を求める	⑤検量線を用いてTG濃度（mg/dL）を求める。

＊ブランク：血清に替え，純水0.02 mLで②～④の操作を行う。
＊検量線作成：各濃度の基準液で②～④の操作を行う。

●検量線作成

濃度(mg/dL)	100	200	300	596.1*
基準液	1.0 mL	2.0 mL	原液	原液
純水	2.0 mL	1.0 mL	―	―
採取量	0.02 mL	0.02 mL	0.02 mL	0.04 mL

＊採取量は通常0.02 mLだが，この場合は0.04 mL使用する。液量が増加するため補正した値。

（縦軸）600 nm 吸光度
（横軸）TG濃度（mg/dL）

結 果
・検量線から，検体の血清中TG濃度を算出する。（　　　　）mg/dL
・体内でのTGの役割をまとめてみよう。

実験2 総コレステロールの測定（コレステロールオキシダーゼ・DAOS法）

コレステロールは細胞膜の成分やステロイドホルモンの前駆体として必須の生体分子で，体内で合成されます。

目的

総コレステロールの測定をすることで，体内のコレステロールの代謝についての理解を深める。

原理

試料に発色溶液を作用させると試料中のコレステロールエステル類はコレステロールエステラーゼの作用により遊離のコレステロールと脂肪酸に分解される。生成したコレステロールは，既存の遊離型コレステロールとともにコレステロールオキシダーゼの作用を受けて酸化され，同時に過酸化水素を生じる。生じた過酸化水素は，ペルオキシダーゼ（POD）の作用によりDAOSと4−アミノアンチピリンを定量的に酸化縮合させ，青色色素を生成させる。この青色の吸光度より総コレステロール濃度を求める。

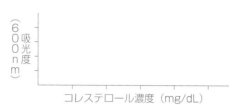

試料

□血清

キット

□「コレステロールE−テストワコー」（コレステロールオキシダーゼ・DAOS法）和光純薬工業（株）：緩衝液，発色剤，標準液

＊実験にはキットを使用するが，キット添付文書と方法が一部異なるところがある。

器具

□試験管（10 mL前後）　□マイクロピペット　□メスピペット　□試験管ミキサー　□恒温水槽
□分光光度計または600 nmのフィルターをもつ比色計

方法

①血清　0.02mL

←②発色試液3.0mL

③混和・加熱（37℃，5分間）

④吸光度測定（600 nm）

⑤総コレステロール濃度を求める

①マイクロピペットで試験管にはかり取る。

②発色剤1びんを緩衝液1びんで溶解し，発色試液とする。メスピペットではかり取り加える。

③よく混和してから恒温水槽で加熱する。

④分光光度計または比色計で吸光度を測定する。

⑤検量線を用いてコレステロール濃度（mg/dL）を求める。

＊ブランク：血清に替え，純水0.02 mLで②〜④の操作を行う。
＊検量線作成：各濃度の標準液で②〜④の操作を行う。

●検量線作成

濃度 (mg/dL)	100	200	397.4*	592.2*
標準液	1.0 mL	原液	原液	原液
純水	1.0 mL	—	—	—
採取量	0.02 mL	0.02 mL	0.04 mL	0.06 mL

＊採取量は通常0.02 mLだが，この場合は0.04および0.06 mL使用する。液量が増加するため補正した値。

結果

・検量線から，検体の血清中総コレステロース濃度を算出する。（　　　　　）mg/dL
・体内でのコレステロールの役割をまとめてみよう。
・コレステロールの多い食品について調べてみよう。

I. 栄養学総論（基礎栄養学）

実験3 総脂肪量の測定

肝臓中の脂肪量は，グリコーゲンやたんぱく質量とともに，生体の栄養状態を反映しています。

目的

肝臓総脂肪量の測定することで，体内の脂質代謝について理解を深める。

原理

中性脂肪やリン脂質などは，水に溶けないがクロロホルムなどの有機溶媒に溶ける脂質であることから，肝臓に含まれる脂質を有機溶媒で抽出する。クロロホルム–メタノール混液による脂質抽出液に水あるいは塩化カリウム水溶液を加え混合撹拌し，水–エタノール上層とクロロホルム下層に分離する。上層には水溶性のガングリオシド*が抽出され，下層には，それ以外の総脂質が抽出される。

*ガングリオシドとは，シアル酸を含むスフィンゴ糖脂質（動物の脳や神経に存在する糖脂質）の総称。

試料

□肝臓ホモジネート液（ラット・鶏・豚などの肝臓0.5 gに純水2 mLを加え，ホモジナイザーで磨砕し，試料とする）

試薬・器具

□クロロホルム–メタノール混液（2：1　v/v）
□ホモジナイザー　　□ろ紙（NO.2S）　　□漏斗　　□メスピペット（3・5 mL）　　□試験管（10 mL）
□共栓付遠沈管　　□遠心分離機

方法

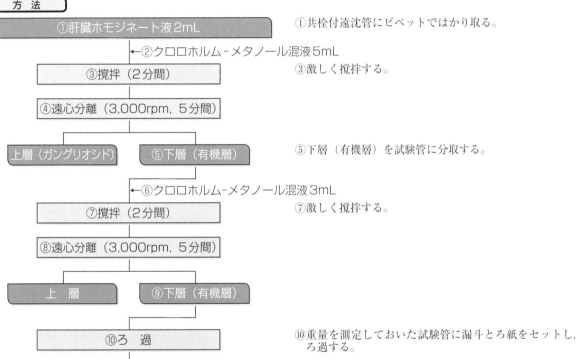

①肝臓ホモジネート液2mL　①共栓付遠沈管にピペットではかり取る。

←②クロロホルム–メタノール混液5mL

③撹拌（2分間）　③激しく撹拌する。

④遠心分離（3,000rpm，5分間）

上層（ガングリオシド）　⑤下層（有機層）　⑤下層（有機層）を試験管に分取する。

←⑥クロロホルム–メタノール混液3mL

⑦撹拌（2分間）　⑦激しく撹拌する。

⑧遠心分離（3,000rpm，5分間）

上層　⑨下層（有機層）

⑩ろ過　⑩重量を測定しておいた試験管に漏斗とろ紙をセットし，ろ過する。

⑪加熱（80℃）　⑪ドラフト内で溶媒を蒸発させる。

⑫脂肪量測定　⑫常温に戻った試験管の重量を測定し，空の試験管重量を差し引く。

結果

・試験管重量から総脂肪量を測定する。
　空の試験管重量（　　　　）g　　採取した試験管重量（　　　　）g
　2本の重量差　　（　　　　）g
・体内の脂肪の代謝について調べてみよう。
・身体の脂肪量，体脂肪率について，男女の適正量，率を調べてみよう。
・脂肪の種類や多く含まれる食品について調べてみよう。

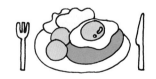

6. たんぱく質の栄養

1) たんぱく質の体内代謝 (図6-1)

食事から摂取したたんぱく質は，消化・吸収の過程を経てアミノ酸として体内に取り込まれます。一方，体たんぱく質はさまざまなたんぱく質分解酵素によってアミノ酸まで分解され体内の代謝に用いられます。そこで，たんぱく質の栄養は，それらの過程で集まったアミノ酸（アミノ酸プール）の利用について理解することです。たんぱく質からのエネルギーは，アミノ酸のアミノ基がアミノ基転移反応から酸化的脱アミノ反応によってアンモニアとして遊離し，尿素回路（オルニチン回路）を経由して尿素として尿に排泄され，残ったアミノ酸の炭素骨格

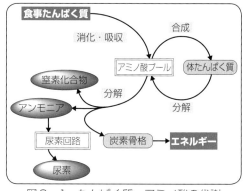

図6-1 たんぱく質・アミノ酸の代謝

部がエネルギー代謝の中間代謝物質に変換されることにより生じます。たんぱく質およびアミノ酸の体内代謝は生体の栄養状態によって大きな影響を受けます。

2) アミノ酸の臓器間輸送 (図6-2, 図6-3)

生体のたんぱく質の栄養状態が顕著に変化するのは食後と食間であり，その状態ではたんぱく質およびアミノ酸の代謝が臓器によって異なります。食後には，食事由来のアミノ酸が小腸，肝臓を経由して全身に輸送され，血中濃度が上昇し，筋肉ではたんぱく質の合成が促進されます。さらに，食後の血糖値の上昇に伴って分泌したインスリンによってアミノ酸の組織への取り込みが促進され，たんぱく質の合成が増加します。一方，食間においては，血糖値の低下に伴って肝臓では体たんぱく質やアミノ酸の分解が促進され，各種アミノ酸は糖新生経路（糖原性アミノ酸）や脂質合成経路（ケト原性アミノ酸）によってそれぞれグルコース合成やエネルギーの産生の原料として使われます。また，アミノ酸代謝の主な臓器は，小腸，肝臓，筋肉，腎臓ですが，それらの臓器間ではアミノ酸の輸送とアミノ酸代謝に違いがあります。

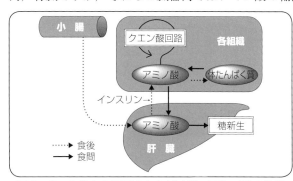

図6-2 食後と食間期のたんぱく質・アミノ酸の代謝

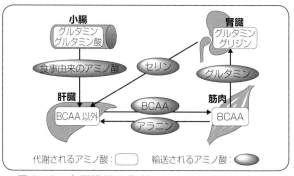

図6-3 主要臓器で代謝されるアミノ酸と輸送されるアミノ酸
＊肝臓では分枝鎖アミノ酸（BCAA）以外のアミノ酸代謝が行われます。BCAAは筋肉で主に代謝されて，グルタミンやアラニンになり，肝臓や腎臓に運ばれます。

3) たんぱく質の栄養価 (表6-1)

「日本人の食事摂取基準（2020年版）」では，1日に摂取するたんぱく質量は，摂取する総エネルギー量の13～20%（1～49歳）・14～20%（50～64歳）・15～20%（65歳以上）が望ましいとされています。たんぱく質は量とともに質（栄養価）も考えなければなりませんが，食品たんぱく質を動物またはヒトが食べて利用効率を調べて評価する生物学的評価法と食品たんぱく質の必須アミノ酸の組成から評価する化学的評価法があります。

ヒトの体内で合成できず，食べ物から摂取しなければならないアミノ酸を「必須アミノ酸」といいます。フェニルアラニン，トリプトファン，リシン，メチオニン，ヒスチジン，ロイシン，イソロイシン，バリン，スレオニン（トレオニン）の9種類です。この9種類のアミノ酸の必要量が決められていて「アミノ酸評点パタン」といいます。食品中のたんぱく質の栄養価は含まれるアミノ酸が評点パタンと合っているかで評価（「アミノ酸価」または「アミノ酸スコア」という）できます。

表6−1　アミノ酸評点パタン（mg/たんぱく質1g）

齢（歳）	ヒスチジン His	イソロイシン Ile	ロイシン Leu	リシン Lys	含硫アミノ酸 SAA	芳香族アミノ酸 AAA	トレオニン Thr	トリプトファン Trp	バリン Val
6か月	20	32	66	57	26	52	31	8.5	43
1〜2	18	31	63	52	26	46	27	7.4	42
3〜10	16	31	61	48	24	41	25	6.6	40
11〜14	16	30	60	48	23	41	25	6.5	40
15〜18	16	30	60	47	23	40	24	6.3	40
成人	15	30	59	45	22	38	23	6.0	39

たんぱく質・アミノ酸の必要量WHO/FAO/UNU合同専門協議会報告（2007）

4）他の栄養素との関係

① たんぱく質とエネルギー

　糖質や脂質からのエネルギー量が低下すると，アミノ酸によるエネルギー産生が増加してたんぱく質合成は低下し，窒素出納が負になります。一方，エネルギー量の産生に必要な糖質や脂質の摂取が十分になると，窒素出納が正になりたんぱく質合成が回復し体たんぱく質の蓄積が増加するたんぱく質節約作用が起こります。

② たんぱく質とビタミン

　たんぱく質の摂取量が増加してアミノ酸代謝が亢進するときには，ビタミンB_6の必要量が増加します。それは，アミノ酸代謝や生理活性アミン代謝の酵素反応に必要なビタミンB_6を原料とする補酵素が必要だからです。また，ビタミンB_{12}と葉酸は，メチオニンの合成に必要です。

実験1　たんぱく質の検出と定量 ───────────────○

〈ビウレット法〉尿素を加熱して得られる物質ビウレットと同じ発色が得られることから命名され，たんぱく質の検出に利用されています。

目的

試料中に含まれるたんぱく質を測定することで，食品中や血清中のたんぱく質の存在を確認する。

原理

たんぱく質は多数のアミノ酸がペプチド結合によってつながっている。アルカリ性の条件下でたんぱく質溶液に銅イオン（Cu^{2+}）の溶液を加えると，ペプチド結合と銅イオンとが錯体*を形成して着色する。

＊錯体：金属イオンに分子やイオンが結合したもの。

試料

□市販牛乳の10倍希釈溶液　　□市販豆乳の10倍希釈溶液　　□ヒト血清（10倍希釈溶液）

試薬・器具

□10％水酸化ナトリウム溶液　　□1％硫酸銅溶液
□小試験管（10〜12mL）　　□オートピペット　　□試験管ミキサー　　□遠心分離機

方法

①乳希釈溶液 1mL　　　①血清希釈溶液 1mL
　←②10％水酸化ナトリウム溶液1mL→
③混和・静置（10分間）
　←④1％硫酸銅溶液10滴→
Ⓐ遠心分離
⑤混和・色調変化の観察

①小試験管にピペットではかり取る。

②ピペットではかり取り加える。

③よく混和し，静置する。

④ピペットで滴下する。

　Ⓐ試料溶液ににごりが観察されたときには遠心分離機で沈殿物を分離し，上澄の色調を観察する。

⑤ブランクの色調と比較し，たんぱく質の存在を知る。
　＊青紫色は高濃度，青色は低濃度である。

＊ブランク：②〜④の操作を行わない。

結果

・色調を記録し，たんぱく質が含まれることを確認する。
　　牛乳（　　　　　）　　豆乳（　　　　　）　　血清（　　　　　）

〈ローリー法〉ローリーによって開発された方法で，ペプチド結合によって起こる呈色反応（ビウレット法）と組み合わせてアミノ酸組成が異なるさまざまなたんぱく質の定量にも応用できます。きわめて鋭敏であるため汎用されています。

目　的

血清中に含まれるたんぱく質の量を測定することで，血液中のたんぱく質の種類や役割を知る。

原　理

たんぱく質の構成アミノ酸にはチロシン，トリプトファン，システイン残基が含まれる。それらのアミノ酸はリンモリブデン酸とリンタングステン酸によって還元され，リンモリブデンブルーやリンタングステンブルーという青色の色素を生成する。この反応を利用してたんぱく量を測定することができる。

試　料

□ヒト血清（10倍希釈溶液）

試薬・器具

□アルブミン標準溶液（ウシ血清アルブミン粉末2 mgを純水1 mLに溶かす）

□希釈フェノール試薬（市販品を純水で2倍に薄める）

□アルカリ性銅溶液（0.1 mol/L水酸化ナトリウム溶液に炭酸ナトリウム2 gを加えて溶解し，100 mLとしたものの50 mLと，1%酒石酸ナトリウムカリウム溶液に硫酸銅五水和物0.5 gを加えて溶解し，100 mLとしたものの1 mLを使用直前に混和する）

□試験管　　□オートピペット　　□分光光度計　　□試験管ミキサー

方　法

| ①ヒト血清希釈溶液0.2mL | ①試験管にピペットではかり取る。 |

←②アルカリ性銅溶液1.0mL　②ピペットではかり取り加える。

③混和・静置（室温，10分間）　③よく混和し，静置する。

←④希釈フェノール試薬0.1mL　④ピペットではかり取り加える。

⑤静置（室温，30分以上）

⑥吸光度測定（750nm）　⑥分光光度計で吸光度を測定する。

⑦たんぱく質濃度を求める　⑦検量線を用いて試料のたんぱく質濃度を求める。

＊ブランク：試料に替え，純水0.2 mLで②～⑥の操作を行う。
＊検量線作成：標準溶液で②～⑥の操作を行う。

●検量線作成

アルブミン濃度（µg/mL）	0	10	20	40	60	80	100
標準溶液（0.2 mg/mL）	0	0.1	0.2	0.4	0.6	0.8	1.0
純水	1.0	1.0	1.0	1.0	1.0	1.0	1.0
採取量（mL）	0.2	0.2	0.2	0.2	0.2	0.2	0.2

吸光度（750nm）

たんぱく質濃度（µg/mL）

結　果

・検量線より求めた試料中たんぱく質量　（　　　　　　）µg/mL
・血清に含まれるたんぱく質量　（　　　　　　）g/dL

実験2 非たんぱく態窒素化合物の測定（NPN：Non-protein nitrogen）

〈クレアチニンの測定〉クレアチニンは筋肉内でクレアチンリン酸から非酵素的に代謝されて生成します。そのほとんどは腎臓を循環するときに再吸収されずに尿中に排泄されます。激しい運動を行うなど筋肉中におけるエネルギー代謝が増すと，尿中の濃度が増加します。

目 的
尿中の濃度を測定することで，筋肉中におけるエネルギー代謝について理解を深め，たんぱく質と栄養状態の関連を知る。

原 理
クレアチニンは，アルカリ性下でピクリン酸と反応し，橙色のクレアチニンピクラートを生成する（縮合反応）。

試 料
□希釈尿（24時間尿3.0 mLをホールピペットで100 mLメスフラスコにとり，純水を加えて100 mLとし，栓をして転倒させながら十分混和し，試料とする）

尿は採血した血液を用いるより簡便で，尿中物質の測定から健康状態を推測できる。24時間蓄尿が難しい場合は，スポット尿，随時尿でもよいが，体内の物質代謝は機械的に毎時・分，一定量が排出されるわけではないため，1日当たりの量に換算する定量実験では，24時間尿はより精度が高くなる。

試薬・器具
□1.2%ピクリン酸飽和水溶液　　□10%水酸化ナトリウム液
□クレアチニン標準液（クレアチニン20 mgを0.1 mol/L塩酸1 Lで溶かすと，20 μg/mL標準溶液となる）
□純水　　□採尿カップ　　□メスシリンダー（500 mL）　　□メスフラスコ（100 mL）
□栓付スピッツ（10 mL）　　□ホールピペット（1.0〜3.0 mL）　　□メスピペット（0.5・10 mL）
□試験管（20 mL）　　□試験管ミキサー　　□分光光度計　　□24時間蓄尿器

方 法

①希釈尿1mL
←②ピクリン酸飽和水溶液2mL
③混　和
←④水酸化ナトリウム液0.3mL
⑤混　和
←⑥純水7mL
⑦混和・静置（10分間）
⑧吸光度測定（530nm）
⑨クレアチニン濃度を求める

①試験管にピペットではかり取る。

②④⑥ピペットではかり取り加える。

③⑤⑦試験管ミキサーでよく混和する。

⑧分光光度計で吸光度を測定する。

⑨検量線を用いて試料のクレアチニン濃度を求める。

＊ブランク：被験尿に替え，純水1mLで②〜⑧の操作を行う。
＊検量線作成：標準溶液で②〜⑤，⑦，⑧の操作を行う。

24時間蓄尿について

ヒトは1,000〜2,000 mL/日の尿を5〜6回/日排出しますから，1回当たり200〜300 mLの尿を排出することになります。24時間分の尿を集めることを「24時間蓄尿」といいます。

実験などに使う尿量は1〜5 mL程度ですから全部の尿をとっておく必要はありません。毎回の排尿時に排尿した全量を記録し，その1/50量をとっておくことを繰り返すと，24時間中の全尿量の均一な尿（20〜40 mL程度）が得られます。

〔方法〕採尿実施日起床時に排尿を済ませ，翌朝起床時の尿まで採取します。排尿回数も記録しましょう。

〔ユリンメート®P〕排尿時に目盛のついた容器に全尿を入れて排尿日時と尿量を記録し，コックを開けると1/50量の尿が下の容器に保存されます。残りの尿は捨てます。排尿時にこれを繰り返すと，1日の全尿の1/50量が残ります。

●検量線作成

クレアチニン濃度（μg/mL）	0	20	40	60
標準溶液（20μg/mL）	0	1.0	2.0	3.0
②〜⑤の操作				
純水	8.0	7.0	6.0	5.0
⑦，⑧の操作				

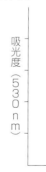

吸光度（530nm）

クレアチニン濃度（μg/mL）

結 果

・検量線のグラフに当てはめ求めた尿中クレアチニン濃度　（　　　　　）μg/mL
・尿1 mL中のクレアチニン量（尿は3 mLを100 mLに希釈してあるので，上で求めた値を3で割り100を乗じる）➡（　　　　　）μg/mL

〈尿酸の測定〉尿酸は核酸を構成するプリン塩基の最終代謝産物です。健常な成人では尿中に排泄されますが，プリン含有量の多い食品の大量摂取や代謝に異常がある場合には血中濃度が高い値を示します。

目 的

血中の尿酸濃度を測定し，体内代謝について理解を深める。

原 理

尿酸は，ウリカーゼによって酸化され，過酸化水素を生じ，ペルオキシダーゼ（POD）の作用により，TOOSと4-アミノアンチピリンを酸化縮合させ，青紫色色素を生成させる。この青紫色の吸光度より尿酸濃度を求める。

試 料

□血清

キット

□「尿酸C-テストワコー」（ウリカーゼ・TOOS法）和光純薬工業（株）：発色剤，緩衝液，尿酸標準液

　＊実験にはキットを使用するが，キット添付文書と方法が一部異なるところがある。

器 具

□試験管（10 mL前後）　□オートピペット　□試験管ミキサー　□恒温水槽　□分光光度計

〈尿素窒素の測定〉尿素はたんぱく質の最終代謝産物で，肝臓で合成され腎臓から排出されます。血中の尿素を表すのがBUN（血中尿素窒素）で，たんぱく質の摂取量や代謝，腎臓機能によって濃度が変化します。

目 的

アミノ酸のアミノ基は肝臓でのアミノ酸転移反応を経て酸化的脱アミノ反応によりアンモニアを生じ，尿素回路（オルニチン回路）を経由して尿素になり，血液中に出て腎臓に運ばれて尿中に排出される。血液中や尿中の尿素窒素を測定することで，たんぱく質と栄養状態や疾患との関連を知る。

原 理

尿素はウレアーゼと作用し，アンモニアに分解されて，ペンタシアノニトロシル鉄（Ⅲ）酸ナトリウム二水塩の存在下でサリチル酸と次亜塩素酸と反応しインドフェノールを生成する。インドフェノールがアルカリ性で呈する青色の吸光度から尿素窒素濃度を求める。

試 料

□血清

キット

□「尿素窒素B－テストワコー」（ウレアーゼ・インドフェノール法）和光純薬工業（株）：ウレアーゼ，ウレアーゼ溶解用試液，緩衝液，発色試液B，標準液

　＊実験にはキットを使用するが，キット添付文書と方法が一部異なるところがある。

器 具

□試験管（10 mL前後）　□オートピペット　□試験管ミキサー　□恒温水槽　□分光光度計

方 法

●尿酸の測定

①血清0.05mL

↓

←②発色試液 3.0mL

↓

③混和・加熱（37℃，5分間）

↓

④吸光度測定（555nm）

①オートピペットで試験管にはかり取る。

②発色剤1びんを緩衝液1びんで溶解し，発色試液とする。オートピペットではかり取り加える。

③よく混和してから恒温水槽で加熱する。

④分光光度計で吸光度を測定する。

＊ブランク：血清に替え，純水0.05 mLで②～④の操作を行う。
＊濃度既知の尿酸標準液0.05 mLで②～④の操作を行う。

結 果

・血清中尿酸濃度（mg/dL）
　＝（試料の吸光度/尿酸標準液の吸光度）×10

方 法

●尿素窒素の測定

①血清0.02mL

↓

←②発色試液A 2.0mL

↓

③混和・加熱（37℃，15分間）

↓

←④発色試液B 2.0mL

↓

⑤混和・加熱（37℃，10分間）

↓

⑥吸光度測定（570nm）

①マイクロピペットで試験管にはかり取る。

②ウレアーゼ1びんをウレアーゼ溶解用試液6.0 mLで溶解し，ウレアーゼ溶液とする。緩衝液20容に対しウレアーゼ溶液1容の割合で混合し，発色試液Aとする。オートピペットではかり取り加える。

③⑤よく混和してから恒温水槽で加熱する。

⑥分光光度計で吸光度を測定する。

＊ブランク：血清に替え，純水0.02 mLで②～⑥の操作を行う。
＊濃度既知の標準液0.02 mLで②～⑥の操作を行う。

結 果

・血清中尿素窒素濃度（mg/dL）
　＝（試料の吸光度/標準液の吸光度）×50

演 習 食事たんぱく質の栄養価（アミノ酸価）を算出しよう，補足効果について学ぼう ─○

　身体のたんぱく質は，アミノ酸を1個ずつ順番に結合させて合成するので，どれか1つでも不足するアミノ酸があると完全なたんぱく質ができません。そこで身体のたんぱく質合成に理想的なアミノ酸組成（アミノ酸評点パタン）が決められています。食べ物の中の必須アミノ酸が評点パタンと似ているものは良質のたんぱく質食品といえます。しかし，1つの食べ物だけでは質がよくない場合でも，食べ物を組み合わせることによって不足の必須アミノ酸を補い合えば質のよい食事となります。一般にアミノ酸価は80以上であれば質がよいと考えられています。

目 的

　食パンと牛乳のアミノ酸価を算出する。食パンと牛乳は質のよい組み合わせなのかを確認する。

方 法

① アミノ酸価を算出する：評点パタンに対する各食品の各アミノ酸の割合を求める。
　アミノ酸評点パタンは成人を用いて，食品のアミノ酸ごとに算出する。
　例）食パンのヒスチジンの場合　22÷15×100＝147

② 食パンと牛乳をいっしょに摂取したときの各アミノ酸価を求める。

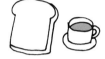

ポイント

アミノ酸評点パタン（mg/たんぱく質1g）

	ヒスチジン	イソロイシン	ロイシン	リシン	含硫アミノ酸	芳香族アミノ酸	トレオニン	トリプトファン	バリン
成人	15	30	59	45	22	38	23	6.0	39

出典）タンパク質・アミノ酸の必要量WHO/FAO/UNU合同専門協議会報告（2007年）による

食パンと牛乳の可食部たんぱく質1gあたりのアミノ酸量（mg）

	ヒスチジン	イソロイシン	ロイシン	リシン	含硫アミノ酸	芳香族アミノ酸	トレオニン	トリプトファン	バリン
食パン	22	34	65	18	35	78	26	10	39
牛乳	28	50	96	81	32	94	43	14	62

注）文部科学省「日本食品標準成分表2015年版（七訂）アミノ酸成分表編」より，食品番号はそれぞれ，食パン01026（こむぎ［パン類］食パン），牛乳13003（〈牛乳及び乳製品〉（液状乳類）普通牛乳）。

食パンと牛乳のアミノ酸価

	ヒスチジン	イソロイシン	ロイシン	リシン	含硫アミノ酸	芳香族アミノ酸	トレオニン	トリプトファン	バリン
食パン	147	113	110	40	159	205	113	166	100
牛乳	186	166	162	180	145	247	186	233	158

結果） 食パンはリシンが第一制限アミノ酸で，アミノ酸価は40ですが，牛乳はすべてが100％以上なのでアミノ酸価は100です。

　食パンと牛乳をいっしょに摂取する場合，それぞれの食品の可食部のたんぱく質1gあたりのアミノ酸量（mg）を足して2で割ると以下のようになります。

　　例）ヒスチジンは，（22＋28）/2＝25

	ヒスチジン	イソロイシン	ロイシン	リシン	含硫アミノ酸	芳香族アミノ酸	トレオニン	トリプトファン	バリン
食パン＋牛乳	25	42	80.5	49.5	33.5	86	34.5	12	50.5

　食パンと牛乳をいっしょに摂取したときのそれぞれのアミノ酸価は以下のようになります。

　　例）ヒスチジンは，25/15×100＝166.6＝167

	ヒスチジン	イソロイシン	ロイシン	リシン	含硫アミノ酸	芳香族アミノ酸	トレオニン	トリプトファン	バリン
食パン＋牛乳	167	140	136	110	152	226	150	200	129

結果） すべてのアミノ酸が100以上となり，質がよくなったといえます。最も少ないリシンでも110です。

考察） 食パンだけを食べたときのアミノ酸価は40ですが，牛乳をいっしょに飲むと110となります。食パンの第一制限アミノ酸であるリシンを，牛乳のリシンが補うためで，これがたんぱく質の補足効果です。

課題1

　ご飯だけを食べたときとご飯といっしょに豆腐を食べたときでアミノ酸価がどのように変わるか計算してみましょう（ご飯＝こめ［水稲めし］精白米 うるち米01088，豆腐＝だいず［豆腐・油揚げ類］木綿豆腐04032）。

課題2

　アミノ酸価が高い食品を5つ，低い食品を5つあげて第一制限アミノ酸とアミノ酸価を調べてみましょう。

6.　たんぱく質の栄養

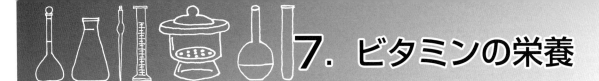

7. ビタミンの栄養

1）ビタミンの構造と機能

　ビタミンとは，微量で十分な働きをもつ低分子の有機化合物です。体内で必要量を合成することができないため，食事から摂取しなければならない必須栄養素です。ヒトに必要なビタミンは，脂溶性ビタミン4種類（ビタミンA・D・E・K）と水溶性ビタミン9種類（ビタミンB_1・B_2・B_6・B_{12}，葉酸，ビオチン，ナイアシン，パントテン酸，ビタミンC）の合計13種類です。脂溶性ビタミンは過剰症を起こしやすいですが，水溶性ビタミンは容易に排泄されるため，一般に過剰症は起こしにくいと考えられています。

　ビタミンAは視覚機能の維持，ビタミンDは骨の石灰化の促進，ビタミンEは細胞膜の損傷を防ぎ，ビタミンKは血液凝固に関与しています。ビタミンB群はエネルギー代謝に関与し，補酵素として機能しています。

2）ビタミンの代謝と栄養学的機能

　ビタミンの中には，ビタミンCのように吸収されたままの形で，生理作用を発揮するものもありますが，多くは生体内で代謝を受けた後，特有の機能を現します。ビタミンAの誘導体であるレチノイン酸や活性型ビタミンDは，ホルモン様作用をもつことが明らかになっており，ステロイドホルモンと同じように，遺伝子発現を転写レベルで調節しています。ビタミンC・Eは不飽和脂肪酸の酸化を防ぐ抗酸化作用をもっています。ビタミンB_{12}は動物性食品のみに含まれ，ビタミンB_6や葉酸は腸内細菌でも合成されるので欠乏しにくいですが，偏食では血管障害のリスクが高まります。

3）他の栄養素との関係

　エネルギー代謝には，さまざまなビタミンが補酵素としてかかわっています。糖質は，解糖系，TCA回路，電子伝達系でエネルギー（ATP）を産生します。脂肪を構成している脂肪酸は分解（主にβ酸化）されてアセチルCoAとなり，TCA回路に入って糖質と同様に代謝されます。エネルギー代謝にはビタミンB_1（TPP），ビタミンB_2（FMN・FAD），ナイアシン（NAD），パントテン酸（CoA）が補酵素として関与しています。また，糖新生や脂肪酸の合成時には，ビオチンも補酵素として働いています。たんぱく質を構成するアミノ酸代謝では，アミノ基転移反応の酵素（ALT，AST）や脱炭酸反応の酵素（デカルボキシラーゼ）の補酵素としてビタミンB_6（PLP）が関与しています。

表7-1　ビタミンの生理作用と欠乏症・過剰症

	ビタミン名	化学名	生理作用	欠乏症（ ）は過剰症
脂溶性	ビタミンA	レチノール	ロドプシンの成分，カロテノイド（β-カロテンなど）には抗酸化作用	夜盲症（頭蓋内圧亢進症）
	ビタミンD	エルゴカルシフェロール，コレカルシフェロール	骨代謝，小腸からカルシウムやリンの吸収促進，肝臓と腎臓で活性化	小児：くる病 成人：骨軟化症（高カルシウム血症）
	ビタミンE	α-，β-，γ-，δ-トコフェロール，α-，β-，γ-，δ-トコトリエノール	抗酸化作用	未熟児の溶血性貧血
	ビタミンK	フィロキノン，メナキノン	プロトロンビン（血液凝固因子）の生成や，オステオカルシンの合成に関与	血液凝固障害
水溶性	ビタミンB_1	チアミン	糖質代謝の補酵素（TPP）	脚気，ウエルニッケ・コルサコフ症候群
	ビタミンB_2	リボフラビン	エネルギー代謝の補酵素（FAD，FMN）	口角炎，脂漏性皮膚炎
	ビタミンB_6	ピリドキシン，ピリドキサール，ピリドキサミン	たんぱく質，アミノ酸代謝の補酵素（PLP）	脂漏性皮膚炎，舌炎
	ビタミンB_{12}	コバラミン	DNA合成の補酵素，吸収に内因子が必要	巨赤芽球性貧血
	葉酸	プテロイルグルタミン酸	核酸合成の補酵素（THF）	巨赤芽球性貧血
	ビオチン		炭酸固定反応	皮膚炎，脱毛
	ナイアシン	ニコチン酸，ニコチンアミド	エネルギー代謝，酸化還元作用の補酵素（NAD，NADP）	ペラグラ
	パントテン酸		補酵素A（CoA）として糖質代謝，脂質代謝，アミノ酸代謝	成長障害
	ビタミンC	アスコルビン酸	コラーゲンの生成，抗酸化作用，非ヘム鉄の吸収促進	壊血病

実験1 ビタミンCの定量

ビタミンCは，強い還元性をもつ抗酸化ビタミンです。ヒトは体内でビタミンCをつくることができないので，食品から摂取しなければなりません。ビタミンCにはL-アスコルビン酸（還元型ビタミンC）と，デヒドロアスコルビン酸（酸化型ビタミンC）があり，生体内で容易に相互変換されるため，成分は等価とされ，総ビタミンC量で考えられています。デヒドロアスコルビン酸は，容易に変化してビタミン効力のないジケトグロン酸になります。

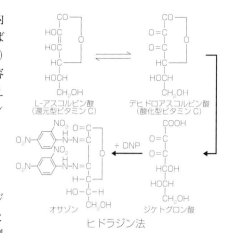

ヒドラジン法

 目 的

尿中の総ビタミンC量をヒドラジン法によって定量する。

原 理

尿中の還元型ビタミンCをすべて酸化型ビタミンCにし，さらにジケトグロン酸にした後，2,4-ジニトロフェニルヒドラジン（DNP）と反応させオサゾンを生成する。硫酸に溶かしたオサゾンの吸光度を測定して総ビタミン量を求める。

試 料

□希釈尿（遠沈管に24時間尿5mL，活性炭0.5〜1gと5%メタリン酸5mLを入れ，激しく混和してからろ過した後，5%メタリン酸で100mLに定容し，試料とする）

　　＊24時間蓄尿については第Ⅰ部第6章　実験2＜クレアチニンの測定＞　p.23を参照

試薬・器具

□5%メタリン酸溶液（メタリン酸25gを純水475mLに溶かす。冷蔵保存）　　□L-アスコルビン酸

□0.2%インドフェノール溶液（2,6-ジクロロフェノールインドフェノールナトリウム0.2gを熱湯100mLに溶かし，ろ過する。冷暗所で約1か月保存可能）

□1%塩化第一スズ溶液（塩化第一スズ1gを5%メタリン酸100mLに溶かす。白濁している場合はろ過して透明になっていることを確認する）

□2%DNP硫酸溶液（DNP 2gを4.5mol/L硫酸溶液（濃硫酸を純水で4倍希釈）に溶かして100mLとする）

□85%硫酸溶液（氷冷した純水10mLに濃硫酸90mLを発熱に注意しながら少しずつ加える）

□試験管（18×180mm）　　□共栓付遠沈管　　□恒温水槽　　□可視部分光光度計

□ピペット（マイクロまたはホール・メス）　　□試験管ミキサー

方 法

①希釈尿2.0mL

　←②0.2%インドフェノール溶液0.5mL
　←③1%塩化第一スズ溶液2.0mL
　←④2%DNP硫酸溶液1.0mL

⑤混和・煮沸（100℃，15分）

⑥冷 却

　←⑦85%硫酸溶液5.0mL

⑧混 和

⑨吸光度測定（540nm）

⑩定量（計算）

②ピペットで加え，30秒以上紅色が消えないことを確認する。

⑤試験管ミキサーでよく混和後，恒温水槽で煮沸する。

⑥氷水中で十分に冷却。
　＊以後の操作は氷水中で行う。

⑦試験管壁に沿わせながらゆっくり加える。

⑧発熱に注意しながら試験管ミキサーでよく混和する。

⑨30分放置後，分光光度計で吸光度を測定する。

⑩検量線を用いてビタミンC濃度を求める。

●検量線作成

濃度（μg/mL）	0	10	20	30
ビタミンC標準液	5%メタリン酸	10μg/mL	20μg/mL	30μg/mL
採取量（mL）	2.0	2.0	2.0	2.0

＊ビタミンC標準液：L-アスコルビン酸100mgを5%メタリン酸に溶かし100mLに定容する（1mg/mL）。この溶液1.0mL・2.0mL・3.0mLを5%メタリン酸に溶かし100mLに定容する（10・20・30μg/mL）。

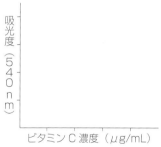

ビタミンC濃度（μg/mL）

＊ブランク：希釈尿2.0mLで②，③，⑤〜⑨の操作を行う。2%DNP硫酸溶液1.0mLは，⑦の後に加える。
＊検量線作成：各濃度のビタミンC標準溶液で②〜⑨の操作を行う。

結 果

・試料の希釈倍率：①24時間蓄尿量（　　　　　）mL　　②試料採取量（　　　　　）mL
　　　　　　　　　③5%メタリン酸（　　　　　）mL　　④希釈倍率（　　　　　）倍

・検量線より求めた試料中のビタミンC量（　　　　　）μg/mL

・尿中ビタミンC量（mg/日）＝試料中のビタミンC量（μg/mL）×希釈倍率×24時間蓄尿量×1/1,000
　　　　　　　　　　　　　　＝（　　　　　）mg/日

・体内でのビタミンCの役割について調べてみよう。

7. ビタミンの栄養

実験2　ビタミンA・D・Eの定性 ⟶ ○

脂溶性ビタミン（ビタミンA・D・E・K）は，体内の脂肪組織に蓄積されやすく，一般に分解を受けにくい特徴をもっています。特に，ビタミンAとDは成人の過剰症が報告されています。

目　的

ビタミンA・D・Eの定性反応を行う。

原　理

ビタミンAはカール・プライス反応，Dはブロックマン・チェン反応，Eはファーテル・メイヤー反応で定性する。ビタミンAやDは共役二重結合をもつため，三塩化アンチモンと反応させると青藍色や橙黄色になる性質を利用した反応である。ビタミンEは酸化されて赤色になる反応で定性を行う。

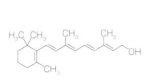

ビタミンA（レチノール）　　　ビタミンD（カルシフェロール）　　　ビタミンE（トコフェロール）

試　料

□肝臓（ぶた，鶏など）　　□ビタミンD油　　□ビタミンE製剤

試薬・器具

□クロロホルム（無水硫酸ナトリウムを加えて脱水し，ろ過したもの）
□石油エーテル（揮発しやすく引火性が高いので取り扱いに注意する）
□20％三塩化アンチモン－クロロホルム溶液（クロロホルムに三塩化アンチモン（デシケーター中で保存）20gを溶かし100mLとする）　□メタノール　　□濃硝酸
□試験管（15×105mm）　　□乳鉢　　□乳棒　　□蒸発皿　　□ガラス棒　　□遠枕管（50mL）
□ピペット（マイクロまたはメス・駒込）　　□恒温水槽

方　法

●ビタミンAの定性

| ①肝臓20g |
| ↓ |
| ②磨砕・加温 |
| ←③石油エーテル30mL |
| ④加　温 |
| ⑤残留物 |
| ←⑥クロロホルム1mL |
| ⑦溶　解 |
| ←⑧20％三塩化アンチモン－クロロホルム溶液2mL |
| ⑨呈　色 |

②乳鉢で磨砕後，蒸発皿に移し，湯浴上で加温して水分を蒸発させる。

③遠沈管に移し，石油エーテルを加えて強振する。

④蒸発皿に移し，石油エーテルを蒸発させる。
＊引火性が高いので注意。

●ビタミンDの定性

| ①ビタミンD油 |
| ←②クロロホルム0.2mL |
| ③溶　解 |
| ←④20％三塩化アンチモン－クロロホルム溶液4mL |
| ⑤呈　色 |

⑤橙黄色を呈する。
＊10〜15分で最も濃くなる。

●ビタミンEの定性

| ①ビタミンE製剤 |
| ←②メタノール5mL |
| ③溶　解 |
| ←④濃硝酸1mL |
| ⑤加温（湯浴，3分） |
| ⑥呈　色 |

⑥赤色を呈する。

＊三塩化アンチモンは，水と反応し，有毒ガスを発生するので注意する。

⑨青藍色を呈する。
＊不安定で，1分間で濃青色になり，その後，黒紫色へと退色する。

結　果

・色調変化の観察記録
　　ビタミンA（　　　　　　　　　　　　　　　　　　　　　　　　　　　　　　　　）
　　ビタミンD（　　　　　　　　　　　　　　　　　　　　　　　　　　　　　　　　）
　　ビタミンE（　　　　　　　　　　　　　　　　　　　　　　　　　　　　　　　　）
・体内での脂溶性ビタミンの役割について，それぞれのビタミンについて調べてみよう。

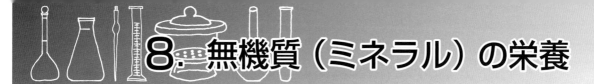
8. 無機質（ミネラル）の栄養

1）無機質の分類と栄養学的機能

　無機質（ミネラル）とは酸素（O），炭素（C），水素（H），窒素（N）以外の元素で，人体には体重の約4％あり，骨と歯に90％，筋肉と血液に10％含まれています。硬組織（骨や歯）の主成分はカルシウムとリンで，マグネシウムは弾性を維持しています。フッ素には，むし歯予防効果が認められていますが，過剰に摂取すると斑状歯になります。また，細胞外液のナトリウム濃度が低下しないよう，ナトリウムの摂取量が少ない場合などには，レニン・アンジオテンシン・アルドステロン系によって恒常性を維持しています。

　「日本人の食事摂取基準（2020年版）」では多量ミネラルとしてナトリウム，カリウム，カルシウム，マグネシウム，リンの5種類と，微量ミネラルとして鉄，亜鉛，銅，マンガン，ヨウ素，セレン，クロム，モリブデンの8種類について，推定平均必要量（KとPとMnとCrは除く），推奨量（NaとKとPとMnとCrは除く），目安量（KとPとMnとCrのみ），目標量（NaとKのみ），耐容上限量（NaとKは除く）が決められています（1歳以上）。

　現在の日本人では，カルシウムと鉄の摂取不足が懸念されています。カルシウムの消化吸収率は，摂取たんぱく質量，リン量（リンの過剰は腸管からのカルシウムの吸収を阻害），食物繊維量，活性型ビタミンD量，カルシウム摂取量，年齢などによって影響を受けます。また，フィチン酸，シュウ酸はカルシウムの吸収を阻害し，カゼインホスホペプチド，フルクトオリゴ糖は吸収を促進します。ヘム鉄は阻害物質の影響を受けにくく吸収率が高くなっています。非ヘム鉄は胃酸やビタミンCで吸収が促進され，食物繊維，フィチン酸，タンニン酸で吸収を阻害されます。

2）他の栄養素との関係

　マグネシウムは酵素の活性化，神経の興奮，筋肉の収縮に関与していて，循環器疾患の予防にも関与しています。ナトリウムとカリウムは生活習慣病の発症を予防する観点から，食塩として男性で7.5g未満，女性で6.5g未満，カリウムは成人で男性3,000mg以上，女性2,600mg以上摂取することが望ましいとされています。亜鉛は創傷時に積極的に摂取すると効果があるとされ，欠乏すると味を感じなくなるといわれています。

表8−1　ミネラルの機能と欠乏症・過剰症

名　称		機　能	欠乏症	過剰症
多量ミネラル（100mg以上/日）	カルシウム（Ca）	骨と歯の成分，血液凝固，筋収縮	骨粗しょう症，テタニー	軟組織沈着，結石，ミルクアルカリ症候群（高Ca血症）
	リン（P）	骨や歯の成分，細胞膜の形成，核酸（DNA，RNA）の構成成分	骨軟化症，発育不全	低カルシウム血症
	硫黄（S）	含硫アミノ酸としてたんぱく質・ペプチドの構成成分	発育不全	特になし
	カリウム（K）	細胞の浸透圧を維持，ナトリウムによる血圧上昇抑制	筋力低下	腎障害時に高K血症になることあり
	ナトリウム（Na）	細胞の浸透圧維持，細胞外液に存在	倦怠感，血圧低下	血圧上昇，浮腫
	塩素（Cl）	たんぱく質の消化促進，血液の浸透圧維持，胃液の塩酸の成分	胃液分泌低下	特になし
	マグネシウム（Mg）	血圧調節，酵素活性，骨代謝に働く	虚血性心疾患，テタニー	薬物など多量摂取で下痢
微量ミネラル（100mg未満/日）	鉄（Fe）	ヘモグロビン中の鉄は酸素を運搬	鉄欠乏性貧血	ヘモクロマトーシス
	亜鉛（Zn）	DNAやインスリンの合成に関与，味覚や嗅覚を正常に保つ，創傷治癒に関与，SOD中に存在	味覚障害，発育不全	LDLの増加
	銅（Cu）	貧血予防，セルロプラスミンと結合，SOD中に存在	貧血，白血球減少	ウィルソン病
	マンガン（Mn）	骨の形成促進，SOD中に存在	軟骨形成不全	疲労感
	コバルト（Co）	赤血球，血色素の生成に関与，ビタミンB$_{12}$の構成成分	悪性貧血	特になし
	クロム（Cr）	正常な糖代謝の保持	耐糖能低下	嘔吐，腹痛
	ヨウ素（I）	甲状腺ホルモン（チロキシン）の成分	クレチン病，甲状腺腫	甲状腺腫
	モリブデン（Mo）	尿酸代謝	成長障害，プリン体異常	銅欠乏症
	セレン（Se）	グルタチオンペルオキシダーゼの構成成分	心機能不全（克山病），骨関節症（カシン・ベック病）	爪の変形，脱毛，嘔吐

実験1 カルシウムの定量

カルシウムは，体内に最も多いミネラルで，そのほとんどが骨や歯に存在しています。ヒトは1日に0.1～0.3gのカルシウムを尿中に排泄しています。

目的

カルシウムの代表的な測定法であるo-CPC法（オルト・クレゾールフタレイン・コンプレクソン）を改良したMXB法（メチルキシレノールブルー）によって，尿中のカルシウム量を測定する。

原理

尿中のカルシウムは，アルカリ性条件下でMXBと結合して青色に発色する。この青色の吸光度を測定することにより，カルシウム量を求める。

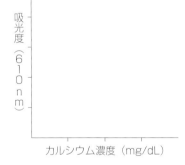

試料

□2倍希釈尿（24時間尿を純水で2倍に希釈し，試料とする）

　　＊24時間蓄尿については第Ⅰ部第6章　実験2＜クレアチニンの測定＞　p.23を参照

試薬・器具

□緩衝液（モノエタノールアミン緩衝液pH 12.0）　　□発色液（MXB8-キノリノール）

□10 mg/dL カルシウム標準液　　＊これらの試薬は血清・血漿用のキットとしても市販されている。

□試験管（13×100 mm）　　□マイクロピペット　　□可視部分光光度計

方法

①2倍希釈尿0.05mL　　①ピペットで試験管にはかり取る。

←②緩衝液2.0mL　　②加えて，よく混和する。

←③発色試液1.0mL　　③加えて，よく混和する。

④吸光度測定（610nm）　　④分光光度計で（ブランクを対照として）吸光度を測定する。

⑤定量（計算）　　⑤検量線を用いてカルシウム濃度を求める。

＊ブランク：希釈尿に替え，純水0.05 mLで②～④の操作を行う。
＊検量線作成：各濃度のカルシウム標準溶液で②～④の操作を行う。

●検量線作成

濃度 (mg/dL)	5.0	10.0	14.8*	
カルシウム標準溶液 (10mg/dL)	1.0 mL	原液	1.0 mL	原液
純水 (mL)	1.0 mL	—	1.0 mL	—
採取量 (mL)	0.05 mL	0.05 mL	0.05 mL	0.05 mL (0.10 mL)

＊採取量を0.1 mLとしたため，液量が増加し，補正した値。

（グラフ：縦軸　吸光度（610nm），横軸　カルシウム濃度（mg/dL））

結果

・24時間蓄尿の記録：①（　時　分　　mL）　②（　時　分　　mL）
　　　　　　　　　　　③（　時　分　　mL）　④（　時　分　　mL）
　　　　　　　　　　　⑤（　時　分　　mL）　⑥（　時　分　　mL）

・全尿量（　　）mL　　試料原尿量（　　）mL　　2倍希釈尿量（　　）mL

・検量線より求めた試料中のカルシウム量（　　　　）mg/dL

・尿中カルシウム量（mg/日）＝試料中のカルシウム量×2×24時間蓄尿量/100 ＝（　　　　　）mg/日

・体内のカルシウムの役割について調べてみよう。

実験2 鉄の定量

　鉄は，微量ミネラルのひとつで，その8割が機能鉄として体内に存在しています。ヒトは1日に0.1～0.2 mgの鉄を尿中から排泄しています。

目 的

　鉄の代表的な測定法である，ニトロソ-PSAP（2-ニトロソ-5-（N-プロピル-N-スルホプロピルアミノ）フェノール）法によって，尿中の鉄量を測定する。

原 理

　試料（尿）中の鉄を試薬中の弱酸，変性剤で解離し，発色試薬（ニトロソ-PSAP）によって生成したキレート化合物の吸光度を測定することにより，鉄量を求める。

試 料

　□24時間尿（酸性蓄尿とする場合は，尿1.5 Lに対し，6 M HCl 20 mLを目安に添加する）
　　　＊24時間蓄尿については第Ⅰ部第6章　実験2＜クレアチニンの測定＞　p.23を参照

キット

　□「メタロアッセイオート尿中鉄」メタロジェニクス(株)：R-1（緩衝液），R-2（発色液），標準試料（鉄60 μg/dL）

器 具

　□マイクロピペット　　□微量セル　　□試験管（10×75 mm）　　□可視部分光光度計

方 法

①尿240μL　　　　　　　①試験管にピペットではかり取る。

←②R-1緩衝液510μL　　②加えてよく混和する。

③静置（室温，10分間）

④吸光度測定（750nm）　　④吸光度（OD1）を測定する。微量セルがセルホルダーへ均一に密着していることを確認する。

←⑤R-2発色液240μL　　⑤加えてよく混和する。

⑥静置（室温，5分間）

⑦吸光度測定（750nm）　　⑦吸光度（OD2）を測定する。微量セルがセルホルダーへ均一に密着していることを確認する。

⑧定量（計算）

＊ブランク：尿に替え純水240 μLで②～⑦の操作を行う。
＊標準液：鉄標準試料240 μLで②～⑦の操作を行う。

結 果

・24時間蓄尿の記録：①（　　時　　分　　　mL）　②（　　時　　分　　　mL）
　　　　　　　　　　　③（　　時　　分　　　mL）　④（　　時　　分　　　mL）
　　　　　　　　　　　⑤（　　時　　分　　　mL）　⑥（　　時　　分　　　mL）

・全尿量（　　　）mL

・尿中鉄量（μg/日）$= \dfrac{\{(尿のOD2 - 尿のOD1 \times 0.758) - (ブランクのOD2 - ブランクのOD1 \times 0.758)\}}{\{(標準液のOD2 - 標準液のOD1 \times 0.758) - (ブランクのOD2 - ブランクのOD1 \times 0.758)\}} \times 60$

　　　　　　$\times$ 24時間蓄尿量/100 ＝（　　　　　）μg/日

　　　＊OD：Optical density

・体内での鉄の役割について調べてみよう。

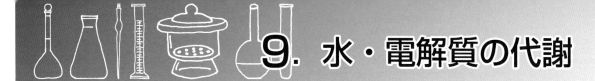

1）水の代謝と栄養

① 水の出納

成人の1日の水の出納は2〜3Lです。水の出入りが2,400 mLとすると，その内訳は，図9-1のようになります。

図9-1　人体の1日の水分の出納

食事 1,000mL	飲水 1,100mL	代謝水 300mL

イン　アウト　　　　　　　　　　糞中 100mL

不可避尿 500mL	随意尿 1,000mL	不感蒸泄 800mL

[供給される水分]

・食事からの水分・飲水：飲水のみならず，食事からも多くの水分を摂取しています。食事からの水分摂取量は飲水量とほぼ同じです。

・代謝水：栄養素が体内で代謝されエネルギーとなる際に生じる水分です。脂質から1.07 mL/g，糖質から0.56 mL/g，たんぱく質からは0.41 mL/gです。代謝水は体内で体液として利用されます。

　　例：グルコース$C_6H_{12}O_6$ ＋ $6O_2$ ＋ $6H_2O$ ➡ $6CO_2$ ＋ $12H_2O$

[排泄される水分]

・不可避尿：生体内で生成された代謝産物の排泄に必要な水分で，成人では約500 mL/日です。水分摂取の有無に関係なく，どのようなときでも不可避尿は排泄されます。

・随意尿：摂取した水分量の調節に深く関係する尿です。水分摂取量が多くなれば，随意尿は増えます。

・不感蒸泄：皮膚および呼気中に，無意識に排泄される水分のことで，体温調節に重要です。

・糞中に含まれる水分

不可避尿および不感蒸泄の水分は，必ず摂取しなければなりません。体内では，代謝水約300 mL/日がつくられますので，代謝水でまかなえない分を食事と飲水で経口摂取しなければなりません。不可避尿（約500 mL）＋不感蒸泄（約800 mL）－代謝水（約300 mL）＝1,000 mLは毎日摂取する必要があります。

② 水の体内分布

水は，体内で最も多い物質で，およそ60％といわれています。体内の水の分布は，細胞内液が体水分の2/3と多く，残りの1/3が細胞外液です。脂肪組織は水分含量が少ないので，一般的に脂肪量の多い女性は男性と比して水分含量が少ないです。肥満者も同様で，普通体重の者よりも体水分率が低くなります。また，加齢とともに体水分は減少し，乳児で約70〜80％，高齢者では50％程度です。

③ 体液調節の異常

脱水とは体液，特に循環血が不足している状態です。脱水の原因は，運動時や高温環境下での多量の発汗，乾燥条件下の皮膚や肺からの不感蒸泄の増加，発熱や嘔吐，下痢などが考えられます。乳幼児や高齢者では，水分摂取量の不足によって脱水を起こしやすいので注意が必要です。

浮腫とは体液が過剰になっている状態で，循環障害，腎障害などの水分の排泄障害で起きます。

2）電解質の代謝と役割 （表9-1）

電解質とは，水に溶けるとイオンに解離する物質のことをいいます。生体内において，細胞内液と細胞外液では，溶けているイオンの種類に違いがあります。これらのイオンにより，細胞内外の浸透圧を平衡に保ち，体液水分の分布を保持します。また，体液に含まれる電解質の緩衝作用により，血漿のpHは7.35〜7.45に維持されています。緩衝作用とは，少量の酸や塩基を加えても，溶液のpHを大きく変化させず，一定範囲内に保つ作用のことです。

表9-1　細胞内液と細胞外液の水分・電解質分布

	細胞内液	細胞外液（血漿，細胞間液）
水分分布	体重の40％	体重の20％
主な陽イオン 主な陰イオン	K^+ HPO_4^{2-}	Na^+ Cl^-

実 験 ナトリウム・カリウムの測定 ───────○

目 的

尿中に排泄されるミネラルの簡便な測定方法を習得する。

原 理

ナトリウム，またはカリウムに応答する電極を搭載したイオンメーターに試料を滴下することで測定する。

試 料

□夜間尿（起床時間より逆算し，8時間前に排尿をすませる（この尿は取らない）。その後，起床1回目まで
の尿をすべて採取する）

器 具

□ポリビン（1L）　　□メスシリンダー（200 mL）　　□食塩濃度測定器　　□オートピペット（200 mL）
□カリウム濃度測定器

＊機械によっては測定と同時に24時間排泄量を推定して自動で算出するものもある。
測定機器の単位がppmの場合の換算（1 ppm = 0.001 mg/g）　［測定値］×0.001 = （　　　）mg/g

方 法

① 夜間尿量を測定する（　　　　　）mL

② 夜間尿を10倍希釈し，食塩とカリウムを濃度測定器で測定する。2回測定して平均値を用いる
ナトリウム（　　　　　）mg/g，カリウム（　　　　　）mg/g

③ 24時間尿中食塩排泄量・カリウム排泄量の計算と記録（山末耕太郎ほか：日循予防誌，**39**(3)，1〜7，2004）
夜間尿中食塩排泄量（g）= 夜間尿（　　　　）mL × 測定値（　　　　）mg/g / 1,000 =（　　　　）g
24時間尿中推定食塩排泄量（g）= 1.95 × 夜間尿中食塩排泄量 g + 4.54
夜間尿中カリウム排泄量（mL）= 夜間尿（　　　　）mL × 測定値（　　　　）mg/g / 1,000 =（　　　　）g
24時間尿中推定カリウム排泄量（mL）= 2.32 × 夜間尿中カリウム排泄量 g + 1.03

結 果

・日本人の食事摂取基準における成人の食塩の目標量：男性（　　　　）g未満，女性（　　　　）g未満
・ナトリウムイオンは，体内で主にどこに存在しているか調べてみよう。
・食塩の摂り過ぎが続くとどのような病気になるか調べてみよう。
・食生活で減塩するために工夫できることは何か，考えてみよう。
・日本人の食事摂取基準における20歳代のカリウムの目標量（　　　　）mg
・カリウムの体内でのはたらきについて調べてみよう。
・カリウムを適正量摂取するためには，どのような食品を摂ればいいか調べてみよう。
・調理操作によってカリウムを失わないための調理上の注意点について，考えてみよう。

演 習 1日の食事からの水分摂取量と尿量との関係を調べてみよう ─○

目 的

水分摂取量と尿量に相関関係があるかを，検討する。

原 理

口から摂取した水分をすべて記録し，尿として排泄される水分をすべて採取して水分出納を算出する。

試 料

□24時間尿

＊24時間蓄尿については第Ⅰ部第6章　実験2＜クレアチニンの測定＞　p.23を参照

器 具

□24時間尿比例採集器「ユリンメート® P」　□メスシリンダー（200 mL）

方 法

① 尿をユリンメート® Pに採取する（採尿方法は，説明をよく読むこと）。

② 実施日の朝から就寝までの食事内容（間食・飲み物も含む）を食事記録表に記録する＊。
＊日常の水分摂取量を測定したいので，いつも通りの生活を心がける。間食も，水でもお茶でもすべてを
記載すること。

③ 24時間尿量をメスシリンダーで測定する（ユリンメート® Pでは，尿量の1/50を採尿している。メスシリ
ンダーで測定した値を50倍して，1日の尿量を計算する）。

④ 食事記録から，飲み物からの水分摂取量を計算する。食品成分表を用いて，食事からの栄養素量，水分摂
取量を計算する。

⑤ 班員の水分摂取量と尿量のデータを集め，摂取量と尿量に相関があるのか検討する。

9. 水・電解質の代謝

9. 水・電解質の代謝

[演 習] 1日の食事からの水分摂取量と尿量との関係を調べてみよう　記録用紙

1. 測定値の記録

・食事内容の記録（食事記録票に記録）
・24時間尿量（　　　　）mL（ユリンメート® Pで摂取した尿量×50）

飲み物からの水分摂取量

飲み物の種類	水分摂取量（mL）	飲み物の種類	水分摂取量（mL）
		合計	

食品からの栄養素量・水分摂取量

食品名	摂取量（g）	栄養価（kcal）	水分摂取量（g）
		合計	

班員の飲み物・食品からの水分摂取量・尿量

	水分摂取量（mL）	尿量（mL）		水分摂取量（mL）	尿量（mL）
①			⑥		
②			⑦		
③			⑧		
④			⑨		
⑤			⑩		

・水分摂取量と尿量に相関があるのか，検討する。

2. 考察

・24時間の尿量と経口摂取水分量との間に，量－反応関係があるのか？（飲む量が多い人ほど，尿量が多いか？）グラフの横軸に経口摂取量，縦軸に尿量をプロットし，散布図を作成して，検討する。

散布図

尿量

経口摂取量

・経口からの摂取水分と尿の回数に関係があるかを検討する。
・クラス全員の結果を尿の回数で分け，回数ごとの尿量の平均値を求める。
・回数が多い人たちの尿量の平均値が多くなっているか，計算する。

尿の回数		尿量の平均値（mL／回）
回	人	
回	人	
回	人	
回	人	
回	人	
回	人	

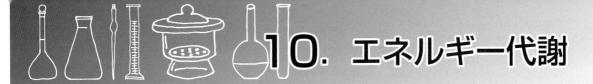

10. エネルギー代謝

1）エネルギー代謝の概念

私たちは食事で摂取した糖質，脂質，たんぱく質をエネルギーのもと（基質）として，酸化分解することでエネルギーを得ています。エネルギーは，栄養学では熱量の単位のcal（カロリー；calorie）で表されます。1calは，1気圧下で1gの水を14.5℃から15.5℃に1度上げるのに要する熱量と定義されています。なお，国際単位系（SI）では，エネルギーの単位はJ（ジュール；joule）が使われ，1cal＝4.184Jです。

食事からの栄養素が，体内でどのくらい吸収されどのくらいエネルギーを生じるかを正確に求めることは不可能です。体内でのおよそのエネルギー量を算出するため，栄養素1gが体内で完全に代謝されて生じるエネルギー量を糖質4kcal，脂質9kcal，たんぱく質4kcalと定めた値がアトウォーター係数です。

2）エネルギー消費量

1日の総エネルギー消費量

＝ 基礎代謝量 ＋ 活動に伴うエネルギー（活動時代謝量）＋ 食事による産熱（食事誘発性熱産生）

成長期には「組織増加分のエネルギー」と「組織を合成するためのエネルギー」も必要となります。

① 基礎代謝量と影響因子（表10-1）

基礎代謝量は，ヒトが生きていくために最低限必要なエネルギー代謝量のことで，総エネルギー消費量の最も大きな構成要素です（約60％）。安静時には，脳，肝臓，心臓，腎臓によるエネルギー消費割合が高くなっています。食後12〜15時間経過した早朝空腹時に，快適な温度条件のもとで安静に仰臥し，覚醒している状態で測定します。基礎代謝には多くの因子が影響します。

表10-1　基礎代謝に影響を与える因子

・体表面積が大きいほうが体温の放散が大きくなる 　→基礎代謝量が高い	・身体活動量が多い（骨格筋などのLBMの割合が多い） 　→基礎代謝が高い
・体重（特に除脂肪体重；LBM：lean body mass）は基礎代謝に正比例する	・甲状腺機能の亢進（甲状腺ホルモンの分泌増） 　→基礎代謝が高くなる
・体重あたりの基礎代謝量は，加齢（成長）とともに低下する	・アドレナリン，成長ホルモンの分泌増加も基礎代謝を高める
・筋肉などのLBMが少ない女性は脂肪組織の割合が高い 　→男性が基礎代謝が高い	・女性では，排卵後2週間ほどは黄体ホルモンの影響で基礎体温が上昇→基礎代謝も高い

② 活動時エネルギー消費（表10-2）

安静にしている状態より多くのエネルギーを消費する動きが身体活動です。身体活動によって亢進するエネルギー代謝量が活動時代謝量です。

- メッツ（METs）：身体活動強度を表す単位。座って安静にしている状態（これを1メッツとする）では，酸素を約3.5mL/kg/分摂取している。そこで，座って安静にしている状態で摂取する酸素の何倍を摂取したかを示している。例えば，酸素摂取量が14mL/kg/分の身体活動の場合14/3.5＝4メッツとなる。

- メッツ・時：身体活動量を表す単位。身体活動の強度（メッツ）に実施時間（時）をかけたもの。「健康づくりのための身体活動基準2013」ではメッツ値と身体活動の例が示されています。1日の活動状況をメッツ値で分類すれば，消費エネルギーを算出することができます。

体内で酸素が1L消費されると，およそ5kcalのエネルギーが消費されたことを意味します。つまり，1Exで消費するエネルギー量は次の式で求められます。

5.0 kcal/1,000 mL × 3.5 mL*/kg/分 × 60分 ＝ 1.05 kcal/kg/時

＊3.5mL：安静にしている状態（1メッツ値）の酸素摂取量

つまり，1メッツ・時は体重とほぼ同じエネルギー消費量となります。よって，1日の合計メッツ・時がわかれば，次の式でエネルギー消費量を求めることができます。

推定エネルギー消費量kcal/日 ＝ 1日のメッツ・時合計 × 体重kg × 1.05 kcal/kg/時

表10－2　身体活動のメッツ（METs）表

メッツ	身体活動の例
0.9	睡眠
1.0	静かに座って（あるいは寝転がって）テレビ・音楽鑑賞，リクライニング，車に乗る
1.2	静かに立つ
1.3	本や新聞等を読む（座位），バスや電車に乗車
1.5	座位での会話，電話，読書，食事，運転，軽いオフィスワーク，PC入力，入浴（座位）
1.8	立位での会話，電話，読書，皿洗い
2.0	料理や食材の準備（立位，座位），洗濯物を洗う，しまう，着替え，会話をしながら食事をする，身の回り（歯磨き，手洗い，など），シャワーを浴びる，ゆっくりした歩行（平地，散歩または家の中，非常に遅い＝53 m/分未満）
2.3	アイロンがけ，服・洗濯物の片付け，立ち仕事（店員など）
2.5	ストレッチング，ヨガ，掃除（ごみ掃除，ごみ捨て），料理や食材の準備・片付け，ピアノ，スクーター，ゆっくりした歩行（平地，遅い＝54 m/分）
2.8	子どもと遊ぶ（立位，軽度），動物の世話（徒歩/走る，軽度）
3.0	自転車エルゴメーター（50ワット），ウェイトトレーニング（軽・中等度），普通歩行（平地，67 m/分），車の荷物の積み下ろし，階段を下りる，子どもの世話（立位），ボーリング，バレーボール
3.3	歩行（平地，81 m/分，通勤時など），カーペット掃き，フロア掃き
3.5	体操（家で，軽・中等度），ゴルフ（カートを使って），モップ，掃除機，箱詰め作業，軽い荷物運び
3.8	やや速歩（平地，やや速めに＝94 m/分），床磨き，風呂掃除
4.0	速歩（平地，95～100 m/分程度），水中運動，水中で柔軟体操，卓球，太極拳，アクアビクス，水中体操，子どもと遊ぶ（歩く/走る，中強度），自転車に乗る（16 km/時未満），高齢者や障害者の介護
4.5	バドミントン，ゴルフ（クラブを自分で運ぶ），苗木の植栽，庭の草むしり
4.8	バレエ，モダン，ツイスト，ジャズ，タップ
5.0	ソフトボール，野球，子どもの遊び（石蹴り，ドッジボールなど），子どもと遊ぶ（歩く/走る，活発に），かなり速歩（平地，速く＝107 m/分）
5.5	自転車エルゴメーター（100ワット）
6.0	ウェイトトレーニング（高強度，ボディビル），ジャズダンス，バスケットボール，スイミング（ゆっくりしたストローク），家具の移動・運搬，スコップでの雪かき
6.5	エアロビクス
7.0	ジョギング，サッカー，テニス，水泳：背泳，スケート，スキー
7.5	山を登る：約1～2 kgの荷物を背負って
8.0	サイクリング（約20 km/時），ランニング（134 m/分），水泳（ゆっくりのクロール：約45 m/分），運搬（重い負荷），階段を上がる
10.0	ランニング（161 m/分），柔道，柔術，空手，キックボクシング，ラグビー，水泳（平泳ぎ）
11.0	水泳（バタフライ，速いクロール；約70 m/分），活発な活動
15.0	ランニング（階段を上がる）

出典）国立健康・栄養研究所：改訂版「身体活動のメッツ（METs）表」より作成

3）エネルギー代謝の測定法 （表10-3）

　測定法には直接測定法，間接測定法があります。

表10-3　エネルギー代謝の測定法

直接測定法		身体から放散される熱を直接測定する。外気から断熱された部屋（ヒューマンカロリーメータという装置）に被験者を入れ，その周りを取り囲む管の水温，体温変化，呼気の水蒸気の気化熱を測定し，エネルギー消費量を算出する。
間接測定法	呼気ガス分析	呼気ガスを採取し酸素と二酸化炭素の濃度を測定して，大気中との差からエネルギーを間接的に算出する。
	間接法のヒューマンカロリーメーター	部屋と室内の二酸化炭素および酸素の濃度や容積を測定する装置を備えた施設。
	二重標識水法（DLW）	二重標識水を被験者が飲み，その後，尿中に排出される^{2}Hと^{18}Oを分析して，エネルギー消費量を推定する方法。
	加速度計法	加速度センサを搭載した，腰部に装着する携帯型の装置で，運動強度と継続時間を判別して，日常のエネルギー消費量を算出する。対象者に負担が少なく，調査のために行動を変容させてしまうことが少ない。
	タイムスタディ（行動時間調査法）	1日の生活活動を記録し，活動ごとの身体活動強度（メッツ値）と活動時間からエネルギー消費量を推定する。費用がかからず，身体活動を制約しないが，対象者が詳細に記録する必要があり，実際値との誤差が大きくなりやすい。

演習1 行動時間調査法（タイムスタディ）で，自分の日常生活でのエネルギー消費量を求めてみよう ―○

準 備

□自分の2日分の行動を「行動記録票」に記入して，授業に持参する。

器 具

□計算機

方 法

① 自分の行動を「行動記録票」に詳細に記入する。　② 行動を活動内容ごとに分類し，それぞれの身体活動の強度（メッツ値）を調べて「推定エネルギー消費量の算出票」に記入する。

③ 活動の実施時間を，単位を時（h）にして記入し（例：30分なら0.5h），メッツ値と実施時間をかけて，活動ごとのメッツ・時を求める。

④ 24時間のメッツ・時の合計に，自分の体重と1.05（kcal/kg/h）をかけ，1日ごとのエネルギー消費量を算出する。

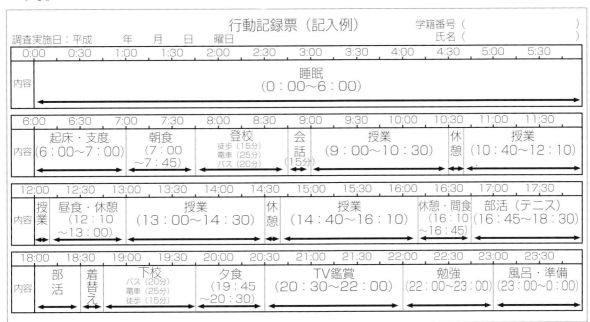

推定エネルギー消費量の算出票

身体活動の分類		身体活動強度（メッツ値）	時間（h）	メッツ・時 メッツ×時間（h）
睡眠（0.9）	睡眠	0.9		
座位または立位の静的な活動（1.0〜1.9）				
	小　計			
ゆっくりとした歩行や家事など低強度の活動（2.0〜2.9）				
	小　計			
長時間持続可能な運動・労働など中強度の活動（3.0〜5.9）				
	小　計			
頻繁に休みが必要な運動・労働など高強度の活動（6.0以上）				
	小　計			
	1日合計		24	

＊（　　）内はメッツ値の範囲。

推定エネルギー消費量：1日合計　　メッツ・時×体重　　（kg）×1.05＝　　　　（kcal/日）

開　始	終　了	内　容	①分	①÷60分 時間 (h)	メッツ値	メッツ×時間 (h) （メッツ・時）
		1日の活動例からエネルギー消費量を算出する：20歳女子・体重50kgの場合				
0：00	6：00	睡　眠	360	6	0.9	5.4
6：00	7：00	身支度	60	1	2.0	2
7：00	7：45	朝　食	45	0.75	1.5	1.125
7：45	8：00	徒　歩	15	0.25	3.0	0.75
8：00	8：25	電車乗車	25	0.42	1.3	0.546
8：25	8：45	バ　ス	20	0.33	1.3	0.429
8：45	9：00	会　話	15	0.25	1.5	0.375
9：00	10：30	座位（授業）	90	1.5	1.5	2.25
10：30	10：40	休　憩	10	0.17	1.0	0.17
10：40	12：10	座位（授業）	90	1.5	1.5	2.25
12：10	13：00	昼　食	50	0.83	1.5	1.245
13：00	14：30	座位（授業）	90	1.5	1.5	2.25
14：30	14：40	休　憩	10	0.17	1.0	0.17
14：40	16：10	座位（授業）	90	1.5	1.5	2.25
16：10	16：45	間　食	35	0.58	1.5	0.87
16：45	18：30	テニス	105	1.75	7.0	12.25
18：30	18：45	身支度	15	0.25	2.0	0.5
18：45	19：05	バ　ス	20	0.33	1.3	0.429
19：05	19：30	電車乗車	25	0.42	1.3	0.546
19：30	19：45	徒　歩	15	0.25	3.0	0.75
19：45	20：30	夕　食	45	0.75	1.5	1.125
20：30	22：00	TV鑑賞	90	1.5	1.0	1.5
22：00	23：00	勉　強	60	1	1.5	1.5
23：00	0：00	入　浴	60	1	1.5	1.5
		1日の合計	1,440	24	42.18メッツ・時	

推定エネルギー消費量：1日合計42.18メッツ・時×体重50（kg）×1.05 = 2,214（kcal/日）

演習2　加速度計を用いて，日常のエネルギー消費量を求めてみよう

器　具

□加速度計　　□計算機

方　法

① 加速度計の説明書に従って，身長・体重・年齢などを設定する。

② 起床時から就寝時まで加速度計を装着する（本体をベルトにはさみ，へそと腰の中点にセットする）。

③「行動記録票」に，演習1と同様に生活活動を記入する。

④ 加速度計のデータをパソコンに送り，専用の解析ソフトにてエネルギー消費量を算出する。

⑤「行動記録票」をもとに「推定エネルギー消費量の算出票」を使って，エネルギー消費量を算出し，加速度計の結果と比較する。

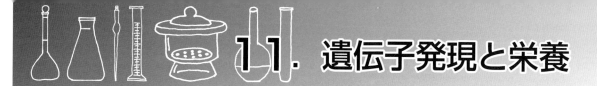

1）遺伝形質と栄養の相互作用

① 遺伝子と栄養

21世紀は，ヒトの遺伝子配列を解読して，人間の健康と病気の因果関係を遺伝子の立場から解明し，遺伝子医療（オーダーメイド医療）が行われる時代といわれています。

長年多量の魚を摂取しているグリーンランドのイヌイットは，生まれつき抗血栓作用（血栓をつくらないようにする作用）をもち，心筋梗塞や脳梗塞などの発症が少ない民族です。コーカサス系のコーカサス人は乳を摂取する習慣が長いので乳糖不耐症は少ないですが，東洋系の成人は，成長すると遺伝的に乳糖を消化する酵素活性が低く，乳糖不耐症になる人が多いです。このように，摂取する食べ物（栄養素）が遺伝的要因となって，健康にかかわっていることが明らかになってきています。遺伝子情報を事前に知っていれば自己の健康管理ができる時代になったといえます。

② 生活習慣病と遺伝子多型

遺伝子情報は，薬に対する副作用の軽減やライフスタイルに気配りすることで，生活習慣病などの予防と症状の改善に役立てることができます。生活習慣病に関係している遺伝子が解明され，遺伝的要因と環境的要因が生活習慣病の発症過程にどのように関与しているかが明らかになってきました。

一般的に遺伝子の変化は，頻度の高い場合を多型，頻度が低い場合を変異といいます。1％以上の頻度で，通常のDNA塩基配列と異なるDNA塩基配列が存在すると遺伝子多型といい，多型では，遺伝子内のDNA配列が変化しても遺伝子の働きには変化がなく，病気の発症に影響することはありません。変異では，病気の発症に関与していることがあります。例えば，肥満者ではレプチン（脳に作用して食欲とエネルギー消費を調節するホルモン）遺伝子に変異が起こり，脂肪細胞が増えて体脂肪が蓄積し肥満症を発症します。糖尿病は，複数の遺伝子の異常と運動不足や高脂肪食などにより発症するといわれています。高血圧も同様で，複数の遺伝子や生活環境によって引き起こされます。がんは，人の細胞すべてにあるがん遺伝子が，通常は眠っている状態で，発がん誘発物質によって突然変異を起こし，その後いくつかの段階を経て，がん化して発症するのです。

遺伝子多型は，個人，地域，民族などに特有ですから，遺伝子解析の重要な目安となります。各個人の遺伝子情報と，心臓病・糖尿病・肥満・高血圧などの生活習慣病に関与している遺伝子マップとを比較して，違いがあれば生活習慣病の発症のリスクが少ないことがわかります。

③ 倹約遺伝子

アメリカの学者ニール（Neel, J. V.）は，人間の遺伝子の中には，倹約遺伝子があるという仮説を出しました。食べ物が足りないときには，少ないエネルギー消費量で生き残れる倹約遺伝子をもっている人が有利で，現代人の多くがこのタイプです。しかし食べ物が豊かになると倹約遺伝子をもっている人はかえって不利で，肥満，糖尿病になりやすいと考えられます。

有名な例がアメリカ先住民のピマインディアンです。約2万年前に，アジア大陸からベーリング海峡を渡り，アメリカに大移動した人びとの子孫です。アリゾナの砂漠のピマ地方に住み，ごくわずかな農耕だけで，ほとんど狩猟採集生活を続けてきました。19世紀の末，ヨーロッパ人が現れ，彼らの土地を奪って保護区に入れ，食料とお金を与えました。荒野をかけまわって暮らしていた人びとが，身体を動かさない生活をするようになった結果，急速に肥満や糖尿病の発症が多くなりました。

倹約遺伝子は，これまでに何十種類以上も報告されており，日本人はこの倹約遺伝子を欧米人の2，3倍も高頻度にもっていることが遺伝子解析で明らかになっています。好きなだけ食べて飲んで，身体を動かさないで楽をしていると，大抵は太って糖尿病をはじめとする病気を発症します。あまり食べていないのに太ってしまうのは，倹約遺伝子をもっているから，という考え方があります。

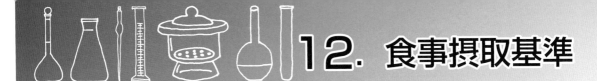

12. 食事摂取基準

1）日本人の食事摂取基準（2020年版）の策定方針

　日本人の食事摂取基準は，健康な個人または集団を対象として，国民の健康の維持・増進，生活習慣病の予防のために参照するエネルギーおよび栄養素の摂取量の基準を示すものです。栄養に関連した身体・代謝機能低下を回避する観点から，健康の保持・増進，生活習慣病の発症および重症化予防に加え，高齢者の低栄養予防やフレイル予防も視野に入れて策定されました。策定の方向性を図12-1に示します。保健所，保健センター，民間健康増進施設，病院に勤務する医療従事者等によって実施される栄養指導，学校や事業所等の給食管理における最も基礎となる科学的データです。

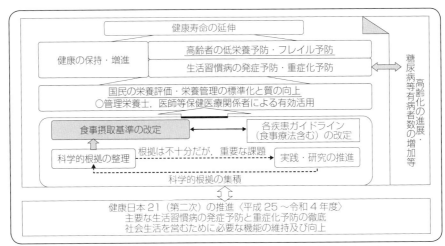

図12-1　日本人の食事摂取基準（2020年版）策定の方向性

2）エネルギーの指標

　エネルギー摂取の過不足の回避を目的として指標が設定されています。エネルギーの摂取量と消費量のバランスの維持を示す指標としてBMIが採用されています。18歳以上で目標とするBMIの範囲を表12-2に示しました。推定エネルギー必要量（EER：Estimated Energy Requirement）は基礎代謝量（BMR：Basal Metabolic Rate）に身体活動レベル（PAL：Physical Activity Level）を乗じて算定します。成人ではエネルギー消費量と同量のエネルギー摂取が望ましく，成長期の子どもでは，エネルギー消費量に加えて，成長に必要な組織の形成のためのエネルギー量が必要です。

　妊婦では胎児と母体の組織の増加に相当するエネルギー量を，授乳婦では泌乳に必要なエネルギー量および産後の体重変化に相当するエネルギー量を付け加える必要があります。

　BMIは，あくまでも健康を維持し，生活習慣の発症を予防するための要素のひとつで，65歳以上では，介護予防の観点から，脳卒中をはじめとする疾病予防とともに，低栄養との関連が深い高齢によるフレイルを回避することが重要です。

　推定エネルギー必要量は，年齢，性別，身長，体重，種々の身体活動量別に，エネルギー摂取量とエネルギー消費量の差（エネルギー出納）が，0（ゼロ）となる確率が最も高くなると推定される1日あたりのエネルギー摂取量を表しています。

　　　推定エネルギー必要量kcal/日 ＝ 基礎代謝量kcal/日 × 身体活動レベル
　　　　　　　　　　　　　　　　 ＋（小児ではエネルギー蓄積量，妊婦・授乳婦では付加量）

　　　乳児の推定エネルギー必要量kcal/日 ＝ 総エネルギー消費量kcal/日 ＋ エネルギー蓄積量kcal/日

3）栄養素の指標

　栄養素の指標は，3つの目的からなる5つの指標で構成されています。摂取不足の回避を目的とする3種類の指標，過剰摂取による健康障害の回避を目的とする指標および生活習慣病の発症予防を目的とする指標から構成されています（表12-2）。

　　① 推定平均必要量（EAR：Estimated Average Requirement）：ある母集団における平均必要量の推定値

表12-1　目標とするBMIの範囲（18歳以上）

年齢（歳）	目標とするBMI (kg/m²)
18~49	18.5~24.9
50~64	20.0~24.9
65~74	21.5~24.9
75以上	21.5~24.9

表12-2　栄養素の指標の目的および種類

目的	指標
摂取不足の回避	推定平均必要量, 推奨量
過剰摂取による健康障害の回避	耐用上限量
生活習慣病の発症予防	目標量

注）十分な科学的根拠がある栄養素については, 上記の指標とは別に, 生活習慣病の重症化予防およびフレイル予防を目的とした量を設定。

とし, ある母集団に属する50%の人が必要量を満たすと推定される1日の摂取量を示しています。

② 推奨量（RDA：Recommended Dietary Allowance）：ある母集団のほとんど（97~98%）の人において1日の必要量を満たすと推定される1日の摂取量であり,「EAR＋標準偏差の2倍（2SD）」として算出しています。

③ 目安量（AI：Adequate Intake）：EARおよびRDAを算定するのに十分な科学的根拠が得られない場合に, 特定の集団の人びとがある一定の栄養状態を維持するのに十分な量を示しています。

④ 耐容上限量（UL：tolerable Upper intake Level）：健康障害をもたらすリスクがないとみなされる習慣的な摂取量の上限を与える量です。これを超えて摂取すると過剰摂取によって生じる潜在的な健康障害のリスクが高まります。

⑤ 目標量（DG：tentative Dietary Goal for preventing life-style related diseases）：生活習慣病の一次予防を目的として現在の日本人が当面の目標とすべき摂取量です。生活習慣病の重症化やフレイルを目的として設定できる場合は, 区別して示されています。

4）年齢区分

エネルギーおよびたんぱく質は3区分（0~5, 6~8, 9~11か月）, 他の栄養素は0~5, 6~11か月, 1~2, 3~5, 6~7, 8~9, 10~11, 12~14, 15~17, 18~29, 30~49, 50~64, 65~74, 75歳以上としています。

5）参照体位（身長・体重）

性および年齢に応じ, 日本人として平均的な体位をもった人を想定し, 健全な発育ならびに健康の保持・増進, 生活習慣病の予防を考えるうえでの身長・体重を参照体位として示しています。

6）策定した食事摂取基準

1歳以上について基準を策定した栄養素と指標を表12-3に, ライフステージ別の食事摂取基準を表12-4に示します。

7）ライフステージ別の留意点

妊婦は胎児の発育と母体の, 授乳婦は母乳分泌のための, 乳児・小児は標準的な発育のための栄養量を考慮する必要があります。高齢者では生活活動に個人差があるので, 配慮する必要があります。

8）活用に関する基本

健康な個人または集団を対象として, 食事改善に活用する場合は, PDCAサイクルに基づくことが基本です。食事摂取状況のアセスメントにより, エネルギー・栄養素の摂取量が適切かどうかを評価します。食事評価に基づき食事改善計画を立案・実施・検証します。

表12-3　食事摂取基準で設定した栄養素と策定した指標（1歳以上）*1

栄養素			推定平均必要量（EAR）	推奨量（RDA）	目安量（AI）	耐容上限量（UL）	目標量（DG）
たんぱく質*2			○	○			○*3
脂質	脂質						○*3
	飽和脂肪酸						○
	n-6系脂肪酸				○		
	n-3系脂肪酸				○		
炭水化物	炭水化物						○*3
	食物繊維						○
主要栄養素バランス*2,3							○*3
ビタミン	脂溶性	ビタミンA	○	○		○	
		ビタミンD*2			○	○	
		ビタミンE			○	○	
		ビタミンK			○		
	水溶性	ビタミンB₁	○	○			
		ビタミンB₂	○	○			
		ナイアシン	○	○		○	
		ビタミンB₆	○	○		○	
		ビタミンB₁₂	○	○			
		葉酸	○	○		○*4	
		パントテン酸			○		
		ビオチン			○		
		ビタミンC	○	○			
ミネラル	多量	ナトリウム	○				○
		カリウム			○		○
		カルシウム	○	○		○	
		マグネシウム	○	○		○*4	
		リン			○	○	
	微量	鉄	○	○		○	
		亜鉛	○	○		○	
		銅	○	○		○	
		マンガン			○	○	
		ヨウ素	○	○		○	
		セレン	○	○		○	
		クロム			○	○*4	
		モリブデン	○	○		○	

＊1　一部の年齢区分についてだけ設定した場合も含む。
＊2　フレイル予防を図る上での留意事項を表の脚注として記載。
＊3　総エネルギー摂取量に占めるべき割合（%E）。
＊4　通常の食品以外の食品からの摂取について定めた。

表12-4　ライフステージ別食事摂取基準（エネルギー、たんぱく質、脂質、炭水化物）

	乳幼児期（Ⅱ）年齢（月・歳）	男子	女子	学童・思春期（Ⅰ～Ⅲ）年齢（歳）	男子	女子	成人期・高齢期（Ⅰ～Ⅲ）年齢（歳）	男性	女性	妊娠・授乳期（付加量）
エネルギー（EER）[kcal/日]	0～5（月）	550	500	6～7	1,350～1,750	1,250～1,650	18～29	2,300～3,050	1,700～2,300	妊婦 初期 ＋50
	6～8（月）	650	600	8～9	1,600～2,100	1,500～1,900	30～49	2,300～3,050	1,750～2,350	中期 ＋250
	9～11（月）	700	650	10～11	1,950～2,500	1,850～2,350	50～64	2,200～2,950	1,650～2,250	後期 ＋450
	1～2（歳）	950	900	12～14	2,300～2,900	2,150～2,700	65～74	2,050～2,750	1,550～2,100	授乳婦 ＋350
	3～5（歳）	1,300	1,250	15～17	2,500～3,150	2,050～2,550	75以上	1,800～2,100（Ⅱ）	1,400～1,650（Ⅱ）	
たんぱく質 [g/日]	0～5（月）	10（AI）	10（AI）	6～7	30（RDA）	30（RDA）	18～29	65（RDA）	50（RDA）	妊婦 初期 ＋0（RDA）
	6～8（月）	15（AI）	15（AI）	8～9	40（RDA）	40（RDA）	30～49	65（RDA）	50（RDA）	中期 ＋5（RDA）
	9～11（月）	25（AI）	25（AI）	10～11	45（RDA）	50（RDA）	50～64	65（RDA）	50（RDA）	後期 ＋25（RDA）
	1～2（歳）	20（RDA）	20（RDA）	12～14	60（RDA）	55（RDA）	65～74	60（RDA）	50（RDA）	授乳婦 ＋20（RDA）
	3～5（歳）	25（RDA）	25（RDA）	15～17	65（RDA）	55（RDA）	75以上	60（RDA）	50（RDA）	
脂肪エネルギー比率 [%エネルギー]	0～5（月）	50（AI）	50（AI）	6～17	20～30（DG）	20～30（DG）	18以上	20～30（DG）	20～30（DG）	妊婦・授乳婦 20～30（DG）
	6～11（月）	40（AI）	40（AI）							
	1～5（歳）	20～30（DG）	20～30（DG）							
脂質　飽和脂肪酸（DG）[%エネルギー]	3～5（歳）	10以下	10以下	6～14	10以下	10以下	18以上	7以下	7以下	妊婦・授乳婦 7以下
				15～17	8以下	8以下				
脂肪酸比率　n-6系脂肪酸（AI）[g/日]	0～5（月）	4	4	6～7	8	7	18～29	11	8	妊婦 9
	6～11（月）	4	4	8～9	8	7	30～49	10	8	授乳婦 10
	1～2（歳）	4	4	10～11	10	8	50～64	10	8	
	3～5（歳）	6	6	12～14	11	9	65～74	9	8	
				15～17	13	9	75以上	8	7	
n-3系脂肪酸（AI）[g/日]	0～5（月）	0.9	0.9	6～7	1.5	1.3	18～29	2.0	1.6	妊婦 1.6
	6～11（月）	0.8	0.8	8～9	1.5	1.3	30～49	2.0	1.6	授乳婦 1.8
	1～2（歳）	0.7	0.8	10～11	1.6	1.6	50～64	2.2	1.9	
	3～5（歳）	1.1	1.0	12～14	1.9	1.6	65～74	2.2	2.0	
				15～17	2.1	1.6	75以上	2.1	1.8	
炭水化物（DG）[%エネルギー]	1～5（歳）	50～65	50～65	6～17	50～65	50～65	18以上	50～65	50～65	妊婦・授乳婦 50～65
食物繊維（DG）[g/日]	3～5（歳）	8以上	8以上	6～7	10以上	10以上	18～64	21以上	18以上	妊婦 18以上
				8～9	11以上	11以上	65～74	20以上	17以上	授乳婦 18以上
				10～11	13以上	13以上	75以上	20以上	17以上	
				12～14	17以上	17以上				
				15～17	19以上	18以上				

※ EER：推定エネルギー必要量　RDA：推奨量　AI：目安量　DG：目標量
出典）「日本人の食事摂取基準（2020年版）」

Ⅱ．栄養学各論
（応用栄養学）

　現代社会では健康に対する人々の関心はますます強くなっています。社会経済の発展とともに食を取り巻く環境は大きく変化しました。食物の生産・加工・流通は発展し，さまざまな食品が豊富に出回り，人々は健康のために有効な特定の食べ物を求めています。しかし，ひとつの食べ物からだけで健康が得られるわけではありません。栄養士は，食べ物に含まれる栄養素を知り，調理法を工夫し，料理を組み合わせて食事に整え，個々のライフステージや生活環境に合わせた食生活を送ることをアドバイスすることで人々の健康を支えます。

　そのためには，バランスのよい食事を，まず自分自身が日々実行することです。そうすれば周囲の人々もまた健康的な生活が送れるようになっていきます。

　ここでは，対象者の状態を知る方法（アセスメントする）を学び，ライフステージごとの食事について実習・演習を通して理解します。特に調理・供食・試食の実習では，対象者に適しているかの考察が大切です。

　将来，栄養士として専門性を発揮するために役立つ知識とスキルを養いましょう。

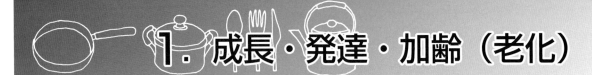

1. 成長・発達・加齢（老化）

1) 概念 (図1-1)

人間の一生を加齢に伴って区分すると，胎生期から始まり，小児期，学童・思春期，成人期を経て老年期となります。胎児期は，妊娠中の母体内で成長・発達します。小児期は，母体内の受け身の生活から母体外での独立した環境に適応し，社会性を身につける変化に富んだ時期です。学童・思春期では骨格や筋肉の発達に伴い体力や運動能力の発達がめ

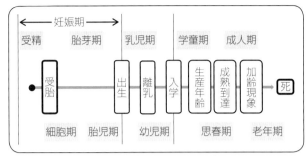

図1-1　人のライフサイクル

ざましい時期となります。成人期は，社会的にも自立し，活躍する時期ですが，労働条件や生活環境によって健康を害しやすく，生活習慣病の発症をきたす年代でもあります。発育・発達期，成長期，成熟期を経て老年期を迎え，一般に身体機能は低下します。

人間の生命の誕生は，受精によって始まり，受精（受精卵は0.2 mm程度）から2週間までを細胞期，7週間までを胎芽期，8週から出生（新生児は身長50 cm，体重3.2 kg）までを胎児期といいます。女性にとっての妊娠，出産，授乳は生理的な現象で，それらに順応できるしくみとなっています。妊娠期の母体の栄養状態は，胎児の発育に影響を与えるばかりでなく，母体側にも，生命の危険をもたらすことがあります。妊娠，分娩，産褥，授乳という生殖周期には，母と児の健康を保持・増進させるために栄養上の配慮が必要です。

① 成長

出生から1歳未満までを乳児期，1～5歳頃の小学校入学までを幼児期といい，乳幼児期の栄養管理では，著しい成長・発達に個人差が大きいことを考慮しなければなりません。新生児が乳汁を吸飲するのは，乳児が本来もっている反射運動によります。咀しゃくできるようになるのは，第一乳臼歯が生える1歳4～5か月頃で，離乳食の完了期となります。乳幼児期の摂食行動は次々と変化し発達がめざましいのが特徴です。

② 発達 (図1-2)

学童期では，幼児期の遊び中心の生活から勉強のために使う時間が多くなり，家庭外での行動範囲が広がり，自我に目覚めるようになります。骨格や筋肉の発達に伴い体力や運動能力の発達もめざましくなります。スキャモン（Scammon）の発育曲線にみられるように，思春期（男子では10～19歳，女子では8～18歳）では第二次性徴の発現に個人差があり，思春期の始まりと終わりは個々人によって異なります。その時代の社会や文化の影響を受けやすく，精神的にも過敏で不安定な時期です。

成人期は経済面においても安定し，家庭においても充実した生活を送ることができる時期です。しかし反面，自己の健康管理に留意して，よい食習慣を実行し，身につけるよう努力する必要があります。日々の生活習慣が健康的な老年期を迎えるための準備となります。

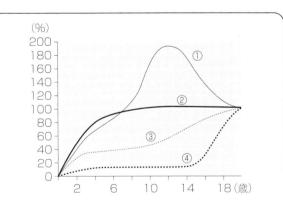

①：胸腺，リンパ組織は，急激に成長し，思春期頃に最大となり，その後は低下する。これらの成長と並行し，抵抗力は思春期までに最大となる。
②：脳・神経系および頭囲などの頭部に関する成長は，乳幼児から幼児期に大きく，生後6年までに成人の90%に達し，その後の成長は緩慢になる。
③：身長・体重および骨格，筋肉，血液量，腎臓，消化器官，呼吸器官などの臓器の成長は，乳児期に成長度が上昇するが，その後緩慢となり，思春期に再びその速度は増す。
④：生殖器の成長は，思春期までは全成長過程の10%に過ぎず，その後20歳までに残りの90%が成長する。この生殖器の成長に伴い，第二次性徴が発現する。主な各器官はこの時期にほぼ完成される。

図1-2　スキャモンの発育曲線

③ 加齢

一般に65歳以降を老年期といい，個々の身体的・精神的機能の減退は異なり，個人差が大きい時期です。老年期の栄養は，社会的・経済的背景や精神的・心理的要因，身体諸機能低下の程度など個々の特徴を十分理解したうえで行うことが重要です。

2）ヒトのライフサイクル

① 身長，体重，体組成（図1-3，表1-1，図1-4）

身長は1歳児で新生児（平均50cm，3.2kg）の1.5倍（約75cm），5歳児で2倍（約100cm）となります。体重は1年で3倍（約9kg），3年で4倍（約12kg），4年で5倍（約15kg）となり，この時期の身体的な成長・発達の伸びは一生のうちで最大です。乳児の体表面積は，成人に比べて大きく不感蒸泄や汗で失われる水分量が多いので体内水分量は約80％（成人は55～60％）を占めています。皮下脂肪は生後3か月が最高で，その後は減少し栄養状態と相関します。

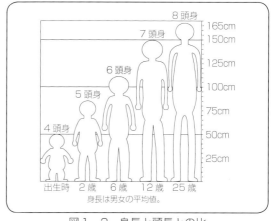

図1-3　身長と頭長との比

満1歳から6歳までの5年間における平均身長増加量は27cm，平均体重増加量は6.5kgで，乳児期1年間の増加量とほぼ同じです。身長・体重の発育曲線は，乳児期後半から緩慢となり，目立って傾斜が緩やかになってきます。乳幼

表1-1　身体の水分量

身体の水分量（体重％）

体液区分	全体水分量	細胞外液	細胞内液
新生児	80	40	40
3か月	70	30	40
1年～成人	60	20	40

1日の尿量と排尿回数

年齢	尿量（mL）	排尿回数
生後1～2日	～60	
新生児	100～300	18～25
乳児	300～500	15～20
2年	600～700	10
5年	600～1,000	7
10年	600～1,200	5～7

児の体格や栄養状態の評価にはパーセンタイル曲線やカウプ指数が用いられます。

学童の発育速度は，ほぼ一定（年間で身長は5cm，体重は3kg程度）で，身長・体重・胸囲・座高は6～8歳では男児が，10，11歳では女児が高い値です。学童期の体格や栄養状態の評価には，身長・体重の年齢別年間増加量（学校保健統計調査），肥満度，ローレル指数などが用いられます。

思春期に入ると発育は，再び急激な加速現象（思春期スパート）となり，身長は，スパート終了後はほとんど増加しなくなります。

思春期以前では男女間に体格の差はほとんどみられませんが，スパート開始までの成長と，スパート期の成長度において，男子が女子より大きいことから，成人での男女差となります。

成人の体格の評価は，BMI（Body Mass Index）が用いられます。身体各部のつり合いをみると，頭高と身長の割合は，新生児期で1：4（四頭身），幼児期で1：5～6となり，成人期で1：8となります。

つまり，頭部に比して体躯が大きくなり，特に四肢・内臓諸器官の発達が著しい状態となります。

肥満の程度を評価するための指数には次のようなものがあります。

カウプ指数 ＝ 体重g ／（身長cm）² × 10

（13以下：やせ，13～15：やせ傾向，15～18：ふつう，18以上：肥満傾向）

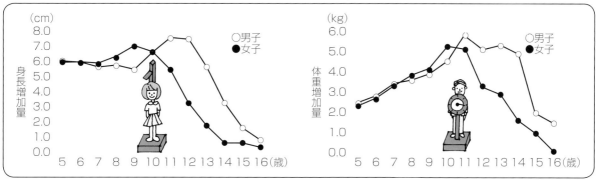

図1-4　身長・体重の年齢別年間増加量

$$\text{ローレル指数} = \text{体重kg} / (\text{身長cm})^3 \times 10^7$$

（99～117：やせ，118～148：標準，149～159：やや肥満，160以上：肥満）

$$\text{BMI} = \text{体重kg} / (\text{身長m})^2$$

（18.5未満：やせ，18.5以上22未満：標準，22以上25未満：肥満気味，25以上：肥満）

$$\text{肥満度\%} = \{(\text{実測体重kg} - \text{身長別標準体重kg}) / \text{身長別標準体重kg}\} \times 100$$

（－20%以下：痩身傾向，＋20%以上：肥満傾向）

（身長別標準体重kg ＝ a × 実測身長cm － b　　　a，bは表1－2参照）

② 消化・吸収 （表1-3, 図1-5）

新生児ではだ液やアミラーゼ（糖質の消化酵素）の分泌量が少ないのですが，多糖類を摂取するようになると，急激に分泌量が増します。胃液の分泌量は発育とともに増加し，母乳栄養児では母乳中のリパーゼ（脂肪消化酵素）で脂肪は消化されま

表1－2　身長別標準体重算出係数表

年齢(歳)	男		女		年齢(歳)	男		女	
	a	b	a	b		a	b	a	b
5	0.386	23.699	0.377	22.750	12	0.783	75.642	0.796	76.934
6	0.461	32.382	0.458	32.079	13	0.815	81.348	0.655	54.234
7	0.513	38.878	0.508	38.367	14	0.832	83.695	0.594	43.264
8	0.592	48.804	0.561	45.006	15	0.766	70.989	0.560	37.002
9	0.687	61.390	0.652	56.992	16	0.656	51.822	0.578	39.057
10	0.752	70.461	0.730	68.091	17	0.672	53.642	0.598	43.339
11	0.782	75.106	0.803	78.846					

出典）日本学校保健会：児童生徒の健康診断マニュアル（改訂版）（2017）

す。トリプシン（たんぱく質の消化酵素）の活性値は，出生時は低値ですが，1か月で成人と同じ値となります。生後5か月頃になると乳児の消化機能もだんだんに発達してきます。乳汁以外の食べ物の消化・吸収も少しずつできるようになるのでこの頃から離乳食が開始されます。

乳歯はだいたい3歳までに20本出そろい，咀しゃく力がこの間に発達します。6歳頃から永久歯が生え始め，ある程度かたいものも食べられるようになり，幼児・学童では，胃の形が乳児期の筒状から特有の湾曲がみられ，鈎針状となり内容積も徐々に増加します。体格の発育に伴って，腸の長さが増し，ぜん動運動も活発になってきます。

老年期では，歯の欠損や消化液の分泌減少，筋肉の低下から咀しゃく・嚥下に障害がみられるようになります。

③ 運動・知能・言語・精神・社会性の発達

乳児の運動機能の発達は，寝返りができる生後6か月頃から，ハイハイ，ひとり立ち・歩きのできる頃までほぼ1年を要します。幼児では，骨・筋肉系の成長に伴い運動機能が発達し，運動能力を得て運動量が増してきます。ボールけりや片足飛びなどの複雑な運動は5～6歳頃までにできるようになります。神経・筋肉系の発育に伴って，微細運動（手指による運動）が著しく発達し，手を洗う，ボタンかけ，ひもを結ぶ，はさみで形を切りぬくなどが，2歳を過ぎる頃より5～6歳までにできるようになります。

幼児は，知能・情緒など精神発達の目覚しい時期で，この間に次第にものを理解することを学び，記憶力が発達します。2歳では約500語，5歳になる頃には2,000語以上の言葉を自由に話すことができるようになります。さらに，美醜に対する感情が発達し，美しい色やきれいなものを好むようになります。また，他の

表1-3　消化酵素の発達

栄養素	消化酵素	新生児の特徴および発達
たんぱく質	トリプシン キモトリプシン	よく発達している。 消化は良好。
脂肪	膵リパーゼ	成人の1/10以下。 生後数か月で成人なみ。
多糖類	膵アミラーゼ	生後2～3か月までは活性が低い。 消化は不良。
麦芽糖	マルターゼ	在胎24週後に成熟児と同程度に発達。
ショ糖	スクラーゼ	在胎24週後に成熟児と同程度に発達。
乳糖	ラクターゼ	在胎40週頃に成熟。

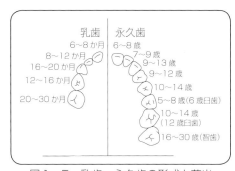

図1－5　乳歯・永久歯の形成と萌出

影響を受けやすくなるので，新しい友人関係から社会性が増してきます。

　学童・思春期では，自我に目覚め，自主性が発達し，抽象的な思考ができるようになります。親への依存度がだんだんに少なくなりますが，一方で甘えていたい気持ち，大人になりたい気持ちと子どものままでいたい気持ちなど両面性のある不安定な精神状態にあるのもこの時期の特徴です。

　成人期では，さまざまな面でピークを迎え，安定した状態となりますが，女性の50±5歳でみられる更年期症状では，自律神経系の不調による身体・精神面での減退がみられます。

　老年期では，気力が減退し，忘れっぽくなり，自己中心的で他人の意見や情報を取り入れることができなくなることもあります。生きがい観は健康意識の向上と積極的な食生活改善の鍵となりますから幸福感だけでなく生活に目標をもつことが重要です。

④ 食生活，栄養状態（図1-6，表1-4）

　生後5〜6か月になると，乳汁だけでは乳児の栄養必要量を満たすことができなくなり，徐々に乳汁以外の食べ物にも興味を示すようになりますが，食べ物の好き嫌いやむら食いなども出てきます。3歳児までの栄養状態が脳の発達に影響を及ぼすといわれていますので，この時期によい食習慣をつけるようにしたいものです。1日に必要な栄養量を満たすには，規則正しい3回の食事と午前，午後の間食が必要です。

　学童・思春期では，徐々に食べ物の選択の自由度が増し，偏食，朝食の欠食，買い食いなどによって食生活が乱れるので，肥満，やせ，貧血を起こすことがあります。

　成人期は，生活習慣が大きくかかわってきますから，運動・休養・栄養の3つをバランスよく保ち，標準体重を維持する食生活を送ることが何よりも大切です。

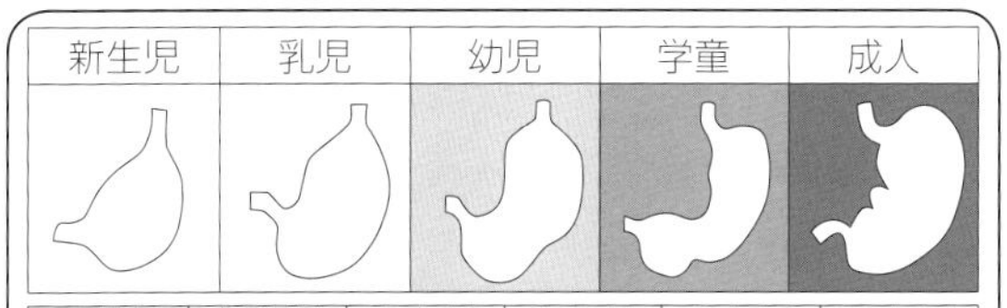

図1-6　胃の形と内容量

月齢	新生児	1か月	2か月	3か月	5か月
内容量(mL)	20〜60	90	100	110	140
月齢	6か月	8か月	1年	幼児	成人
内容量(mL)	160	200	300	600	2,000

表1-4　生理機能の発達の目安

生理機能	1歳	10歳	成人
脈拍数（毎分）	120	80	60〜80
呼吸数（毎分）	30	20	15〜20
体温（℃）	36.0〜37.4		35.5〜36.9
血圧（収縮／拡張）(mmHg)	100/60	110/70	120/80
尿量（L／日）	0.5	1.0	1.0〜1.5

　老年期では，できるだけ自立した生活を長く送れるように，栄養状態を良好に保つことが重要です。

⑤ 加齢（老化）に伴う身体的・精神的変化と栄養（図1-7，図1-8）

　心臓を除くほぼすべての臓器・組織の実質細胞が減少し，除脂肪体重（LBM）の低下，体重・骨塩量・体水分量の減少がみられますが，体脂肪量は変化せず，体脂肪率が増加します。脳の萎縮から，容積・重量が減少し，脳内には細胞障害物質（アミロイドなど）が蓄積されることから，知能・記憶学習能力が低下します。血管では動脈が弾力性を失い，かたくなり，心拍出量が低下するため，心臓がより強く収縮しなければならず血圧の上昇が起こります。肺の弾性収縮力が低下し，肺活量が低下します。

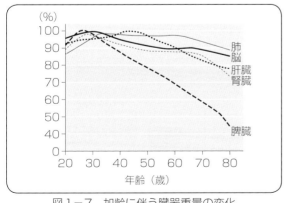

図1-7　加齢に伴う臓器重量の変化
出典）栄養学ハンドブック編集委員会編：栄養学ハンドブック　第3版，技報堂出版（1996）

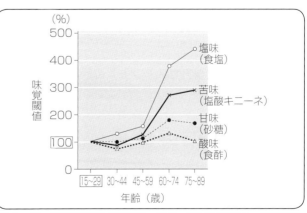

図1-8　味覚閾値の加齢変化（15〜29歳の閾値＝100%）
出典）奥　恒行・藤田美明編：栄養学各論，朝倉書店（1987）

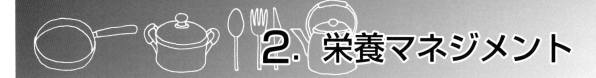

2. 栄養マネジメント

1）概要

　栄養マネジメント（nutrition management）とは，対象者の栄養状態を判定し，改善すべき栄養上の問題を解決するために，適正な栄養補給（量と質，方法）と栄養教育（アドバイス）に基づく栄養ケアを行い，その結果をモニターし，フィードバックしてよりよいマネジメントを実行していくことです。

2）定義

　栄養マネジメントの定義は栄養評価（栄養アセスメント）に基づいて効率的な栄養計画（栄養ケアプラン）を立てて実施し，QOLの向上をめざすことです。

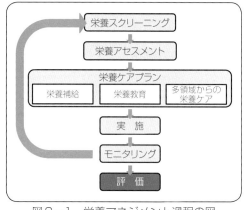

図2-1　栄養マネジメント過程の図

3）過程（図2-1）

　栄養スクリーニング→栄養アセスメント→栄養ケアプラン→実施→モニタリング→評価→フィードバックの過程で行われます。

4）栄養評価（栄養アセスメント）の意義と目的

　対象者にとって最適な栄養ケアプランを実施するためには，根拠（エビデンス）に基づいたケアを行うことが求められます。栄養アセスメントは主観的な判断ではなく，客観的なデータを中心に判断することが大切です。栄養ケアの目標を立案し，具体的なケアプログラムを作成して，食事計画を実施します。栄養ケアを実施したのち，目標を達成できたか，改善の方向に向かってきたのかを評価するときに再度評価（エヴァルエイション）をします。この繰り返しによって徐々に栄養状態を向上させることが目的です。

5）栄養評価（栄養アセスメント）の機能別分類

① 静的アセスメント

　ある一時点の栄養状態を評価するもので，指標（パラメータ）は身体計測，免疫能，半減期の長い血清アルブミンなどが用いられます。集団の人びとの栄養アセスメントに適しています。

② 動的アセスメント

　術前・術後の経静脈栄養や経腸栄養を積極的に施行して栄養改善を行うときに用いられる方法です。パラメータは半減期の短い急速代謝回転たんぱく質（RTP：rapid turnover protein），エネルギー代謝動態，窒素出納，握力などです。経時的に測定し短期間の個人の栄養状態の変化を評価できます。

③ 予後アセスメント

　術前に栄養状態を改善しておくと，術後の合併症のリスク軽減につながることや回復が早い場合もみられ，胃がんや食道がん，大腸がんなどの手術前に使われています。

　栄養アセスメントの評価項目は，大きく5つに分類されます（頭文字をとってA～Eまで）。臨床検査はカルテから，臨床診査は問診などから得られる情報です。環境とは対象者の生活環境をいいます。

　　身体計測（A：anthropometric method）　　臨床検査（B：biochemical method）
　　臨床診査（C：clinicalmethod）　　食事調査（D：dietary method）　　環境（E：environment）

6）栄養評価（栄養アセスメント）の評価項目

① 身体計測

[身長]

　立位測定：裸足で身長計の足型上に直立し，両手は自然に垂らし，頭は耳眼水平面に保ちます。かかと，背部，でん部を身長計に接触させ平遊尺を頭頂部に軽く当て，床から頭頂点までの垂直距離を測定します。

　仰臥位測定：乳児や寝たきりの場合には仰臥位状態で頭から足首を直角に曲げたかかとまでの距離を測定します（図2-2）。

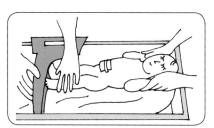

図2-2　仰臥位測定

立位保持困難者（亀背，下半身まひ，寝たきり）の場合：以下の方法で身長を推定します。

・指極間測定による推定値：巻尺を使い，腕を鎖骨の高さで左右に広げたときの両中指先端間の直線距離（指極）を測定します。指極cm ＝ 推定身長cm

・膝高測定による推定値：かかとから頚骨点までの高さ（KN）を測り（図2-3），以下の式で推定します。

（男）64.19 － （0.04 × 年齢）＋ {2.02 × KN（cm）} ＝ 推定身長cm

（女）84.88 － （0.24 × 年齢）＋ {1.83 × KN（cm）} ＝ 推定身長cm

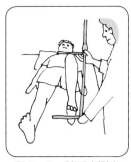

図2-3　膝下高測定

・座高測定による推定値：座高を測定し，11/6を乗じて身長を推定します。

座高cm × 11 / 6 ＝ 推定身長cm

[体重] 摂取量とエネルギー消費量のバランスを評価でき，モニタリング指標として重要です。早朝空腹時，排便・排尿後を原則とし，困難な場合は毎日一定の条件下で測定します。身体障害では車椅子体重計で測定します。

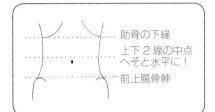

図2-4　腹囲の位置

[腹囲とウエスト囲]（図2-4）　へその位置で水平を保ち巻尺を一周させます。腹囲（へそ囲）はメタボリックシンドロームの評価に用いられ，男性85cm以上，女性90cm以上は内臓脂肪蓄積のリスクが高いと評価します。

[体脂肪] 体脂肪量は，体内の貯蔵エネルギー量を反映します。体脂肪量は体脂肪率と皮下脂肪厚より推定し，体重から体脂肪量を引いたものを除脂肪体重（LBM：lean body mass）といいます。

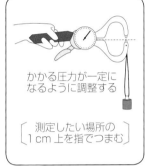

図2-5　栄研式キャリパー

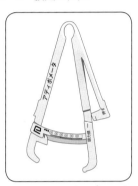

図2-6　アディポメータ（ダイナボット社簡易式）

除脂肪体重kg ＝ 体重kg － 体脂肪量kg

体脂肪率の測定：体重に占める脂肪量の割合です。生体電気インピーダンス法，近赤外線法，二重エネルギーX線吸収（DEXA：dual energy X-ray absorption）法，人を水槽に沈め比重を測定する水中体重法があります。内臓脂肪は腹部CT法で測定します。体水分の影響を受けるため，日内変動があり，大量の汗をかいたあとや入浴後は控えます。

皮脂厚の測定（図2-5，図2-6，図2-7）：皮下脂肪厚は非利き腕の上腕三頭筋皮下脂肪，肩甲骨下部皮下脂肪の両者を測定

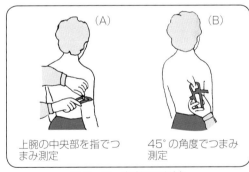

図2-7　皮脂厚の測定
（A）上腕三頭筋と（B）肩甲骨下部

します。皮下脂肪厚はキャリパー，アディポメータを用いて測定します。上腕三頭筋皮下脂肪は上腕三頭筋部の皮下脂肪を皮膚と一緒につまみ，その厚さを測定します。肩甲骨下部は肩甲骨下角の直下点で45度の角度で皮下脂肪と皮膚を一緒につまみ，その厚さを測定します。

[骨格筋肉量] 体内貯蔵たんぱく質量を反映し栄養素摂取量の不足やたんぱく質栄養状態の指標とします。腕を下げたままの状態で，肩峰点ととう骨点を結ぶ線の中点の位置で巻尺を一周させます。上腕囲（AC：mid upper Arm Circumference）と上腕三頭筋皮下脂肪厚（TSF：Triceps Skin Fold）を測定して，上腕筋囲（AMC：mid upper Arm Muscle Circumference），上腕筋囲面積（AMA：mid upper Arm Muscle Area）を求めます。AMC（cm） ＝ AC（cm） － 3.14 × TSF（mm） / 10

AMA（cm^2） ＝ AMC（cm） × AMC（cm） / 12.56

② 食事調査

食事調査は，摂取栄養量を推測するのに用いられ，摂取量とエネルギー消費量（第Ⅰ部第10章 p.35参照）の比較や食品群別摂取量などを算出することができます。食事調査には分析法（実際に食べたものを化学分析する）や食事記録法があり，対象者の年齢や人数，経費，時間などによって適する方法を使います。

食事記録法では，各食品の栄養素量を食品成分表で計算する場合，標準成分値ですから実際に食べたものとは異なり，正確な値を知ることは不可能ですが，大体の摂取栄養素量を把握することができます。

食事記録法は，目安量記録法と秤量記録法とがあり，食べているものを記録してもらう方法です。目分量や計測器で測って記録してもらいます。写真などに撮影しておくと確認するときに，より精度が高くなりますが対象者の負担は大きくなります。

24時間思い出し法は，前日（24時間）の食事内容を栄養士が聞き取り，摂取栄養量を推定する方法です。調査時間は30～60分程度で，対象者の負担も少なくてすみます。栄養士の聞き取り方によって精度が左右されるので訓練が必要です。フードモデルや料理写真などのツールを使用すると精度が上がります。

食物摂取頻度調査法（FFQ：food frequency questionnaire）は，食習慣についての質問紙を使用して調査する方法です。定性的調査法と半定量的調査法とがあります。簡便で安価ですから対象者の多い疫学調査に使用されることが多い方法です。質問項目は，事前に対象者の食べている食品リストを作成しますが，項目数が多く，複雑な回答になると，対象者の負担が増えます。

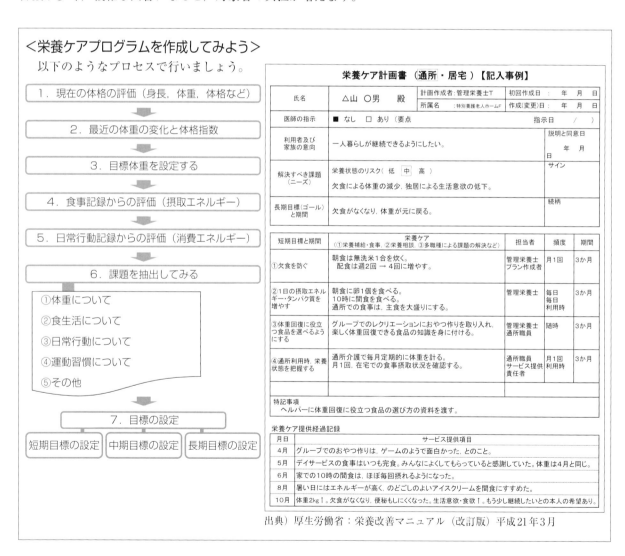

出典）厚生労働省：栄養改善マニュアル（改訂版）平成21年3月

●身体計測からアセスメントしてみよう

準 備

着脱がしやすい軽装（Ｔシャツ，短パンツまたはトレーナー，素足）

用 具

□身長計　　□体重計　　□体脂肪率測定器　　□キャリパー　　□アディポメータ　　□巻き尺

方 法

・3人1組で行う（被験者，測定者，記録係）。　・順次交代で行う。
・測定者は被験者に対し，各項目を測定して（3回以上測定し，近似した2つの値を平均して用いる）記録する。

身体計測からアセスメントしよう

測定項目		使用器具類	1回目	2回目	3回目	平均値（単位）
身長	立位で測定	身長計				① （　）
	指極間測定	巻尺				（　）
	座高より算出	座高計	測定値 計算値	測定値 計算値	測定値 計算値	測定値（　） 計算値（　）
	膝高と年齢より算出	ものさし	測定値 計算値	測定値 計算値	測定値 計算値	測定値（　） 計算値（　）
体重		体重計				② （　）
BMI算出（①，②から）		体重kg / 身長m × 身長m ＝				（　）
腹囲		巻尺				（　）
体脂肪率		体脂肪率計				（　）
上腕三頭筋皮脂厚（TSF）		アディポメーター				（　）
皮脂厚（肩甲骨皮下）		アディポメーター				（　）
上腕囲（AC）		巻尺				（　）
上腕筋囲（AMC）算出		AC（cm）− 3.14 × TSF（mm）/ 10 ＝				（　）
上腕筋囲面積（AMA）算出		AMC（cm）× AMC（cm）/ 12.56 ＝				（　）
%UBW：（平常時体重に対する実測値の割合）： （　）			%IBW：（理想体重に対する実測値の割合） （　）			
%TSF：（JARD 2001に対する実測値の割合）： （　）			%AMC：（JARD2001に対する実測値の割合） （　）			
評価（身長について4つの測定値を比較してみましょう。体重についてBMI，腹囲，体脂肪率などを参考にして考察しましょう。栄養状態の評価をしてみましょう。						

日本人の新身体計測基準値（Japanese Anthropometric Reference Data：JARD 2001）

	BMI （kg/m²）		上腕囲 AC（cm）		上腕三頭筋皮下脂肪厚 TSF（mm）		上腕筋囲 AMC（cm）	
	男性平均値	女性平均値	男性平均値	女性平均値	男性平均値	女性平均値	男性平均値	女性平均値
18〜24歳	21.09	20.34	26.96	24.87	10.98	15.39	23.51	20.04
25〜29歳	22.25	20.08	27.75	24.46	12.51	14.75	23.82	19.82

出典）日本栄養アセスメント研究会　身体計測基準値検討会

肥満度判定基準値

BMI	判 定
＜18.5	低体重
18.5≦〜＜25	普通体重
25≦〜＜30	肥満（1度）
30≦〜＜35	肥満（2度）
35≦〜＜40	肥満（3度）
40≦	肥満（4度）

BMI＝体重kg/身長m²
出典）日本肥満学会（2016）
理想体重（kg）
＝22×身長m×身長m

栄養状態の評価

		栄養障害		
		軽 度	中等度	高 度
体重減少率（%）		過去6か月間の体重減少率が10%以上，または1か月間の減少率が5%以上の場合は中等度以上		
%UBW（%）		85〜95	75〜84	75未満
%IBW（%）		80〜90	70〜79	70未満
%TSF（%）		80〜90	79〜60	60未満
%AMC（%）		80〜90	79〜60	60未満

2. 栄養マネジメント

●24時間思い出し法による食事調査から摂取栄養素量を算出しよう

準 備

前日に摂食した食事が思い出せるようにしておく。

用 具

□成分表　　□フードモデルまたは料理写真本（材料・分量がわかる本）　　□80kcalの料理本　　□計算機
□パソコン（栄養計算ソフト入力済み）　　□食品構成表（6つの基礎食品，4群，糖尿病の6表，他）

方 法

・2人1組で行う（被験者と栄養士役が交代で行う）
・24時間の食事について本などを用いながら詳細に聞き取る（30分）➡24時間食事記録用紙に記入する。
・できるだけ材料・分量を正確に把握する。
①摂取栄養量を算出する。
　・詳細に算出する：「日本人の食事摂取基準2020年版」で策定されているエネルギー量とその他の栄養素量についてパソコンを用いて算出する。
　・三大栄養素を算出する：交換表を用いてエネルギー量，たんぱく質・脂質・炭水化物を算出する。
②料理ごとの評価：「食事バランスガイド」を用いて評価する。

結 果

1. 栄養素別摂取量（g）の記録（24時間食事記録用紙に記入後，以下に記録）

エネルギー量	たんぱく質	動物性たんぱく質	総脂質	動物性脂質	総脂質	炭水化物	食物繊維
kcal	g	g	g	g	%E	g	g

・自分の食事摂取基準と比較してみましょう

2. エネルギー換算係数をかけ，PFC由来のエネルギーを算出し記録

　　たんぱく質（P）由来エネルギー（kcal）＝ 摂取量（g）× 4（kcal）＝（　　　　　）kcal
　　脂質（F）由来エネルギー（kcal）＝ 摂取量（g）× 9（kcal）＝（　　　　　）kcal
　　炭水化物（C）由来エネルギー（kcal）＝ 摂取量（g）× 4（kcal）＝（　　　　　）kcal

3. PFC比率の算出・記録

P：F：C	：　　：	評価：

4. 食品群別摂取量の算出：18群食品群分類（プラス「補助栄養素・特定保健用食品」）

1.穀類	2.いも類	3.砂糖・甘味料	4.豆類	5.種実類	6.緑黄色野菜	7.その他の野菜
g	g	g	g	g	g	g

8.果実類	9.きのこ類	10.藻類	11.魚介類	12.肉類	13.卵類	14.乳類
g	g	g	g	g	g	g

15.油脂類	16.菓子類	17.嗜好飲料類	18.調味料・香辛料類	19.補助栄養素・特定保健用食品
g	g	g	g	g

4. の評価：

5. 食事パターンの評価：「主食」，「主菜」，「副菜1」，「副菜2」，「汁」について評価する。

		朝 食	昼 食	夕 食	間食（夜食）
主食	料理名				
	評 価				
主菜	料理名				
	評 価				
副菜1	料理名				
	評 価				
副菜2	料理名				
	評 価				
汁	料理名				
	評 価				
その他	料理名				
	評 価				

5. の評価：

6. 料理ごとの評価：「食事バランスガイド」の 'つ'（'SV'）

主食	副菜
つ	つ

主菜	果実
つ	つ

牛乳・乳製品	菓子・嗜好飲料
つ	つ

○自分の食事について色をぬってみましょう

6. の評価：

実験 自分の栄養状態と体格（筋肉質か？）を知ろう ────○

●クレアチニン身長係数を算出しよう

クレアチニン身長係数とは，24時間尿中クレアチニン排泄量の，標準尿中クレアチニン量（標準体重ごとの基準値）に対する比率で，骨格筋量を推測する指標のことです。

目 的

クレアチニンは，クレアチンリン酸として，主に筋肉に存在し，ATPとともにエネルギー源となっています。エネルギーとして使われるときは，リン酸が離れて（このときにエネルギーが放出する），クレアチニンは尿中に排出されます。通常の日常生活では，1日に排出されるクレアチニン量は，人それぞれでほとんど一定で，その人の筋肉量に比例しています。そこで，24時間尿中のクレアチニン量を測定し，クレアチニン身長係数（CHI：creatinine high index）を知ると，体内の筋肉量を評価することができます。特に高齢者では，筋肉量が標準より少ないと栄養状態が悪いこと（やせ）を意味します。

＊原理，試料，試薬・器具，方法は第Ⅰ部第6章　実験＜クレアチニンの測定＞　p.23を参照

準 備

〈スポット尿で行う場合〉（24時間蓄尿の場合は④から始める）

① 起床時の排尿時刻を記録する。

② 学内で実験に使う尿を採取し（採尿カップで全尿をとりメスシリンダーで量を測る），採尿時間と量を記録する。

③ 尿は10 mL程度をスピッツに入れて残りは捨てる。

④ 100 mLメスフラスコに尿3.0 mLをホールピペットではかり取り，純水を加えて100 mLとし，栓をして転倒させながら十分混和する ➡ 被検尿とする。　p.23を参照

結 果

①検量線に当てはめて，クレアチニンの濃度を知る（　　　　　）μg/mL

②被検尿は3 mLを100 mLに希釈してあるので，値を3で割り100を乗じて尿1 mL中のクレアチニン量を算出する（　　　　　）μg/mL

③採取した全尿量中のクレアチニン量を算出する（　　　　　）μg/mL

　＊24時間蓄尿の場合は保存した1/50尿の全量中のクレアチニン量を算出する。

④起床時の排尿から学内での採尿までの時間数で割って1時間（60分）当たりのクレアチニン量を算出する（　　　　　）μg/時間　　＊24時間蓄尿の場合ははぶく。

⑤④に24を乗じて24時間当たりのクレアチニン量を算出する（　　　　　）μg/日

　＊24時間蓄尿の場合は，2. で算出した値×50で算出する。

⑥1日の尿中クレアチニン（μg/日）を1,000で割って（mg/日）とする（　　　　　）mg/日

⑦被験者のクレアチニン係数（A）を算出する　　＊被験者とは被検尿を提出した人である。
　　クレアチニン係数（A）＝1日の尿中クレアチニン排泄量（mg）/ 被験者の体重（kg）
　　　　　　　　　　　＝（　　　　　）mg/kg/日

⑧被験者の標準クレアチニン係数（B）を算出する
　　クレアチニン係数（B）＝1日の尿中クレアチニン排泄量（mg）/ 被験者の標準体重＊（kg）
　　　　　　　　　　　＝（　　　　　）mg/kg/日
　　＊標準体重 ＝ 22（kg/m²）× ｛身長（m）× 身長（m）｝ ＝（　　　　　）kg

⑨Bと標準クレアチニン係数（BMI＝22のとき）と比較する
　（標準クレアチニン係数は健常なときの値）

⑩クレアチニン身長係数（CHI）を算出する
　　CHI（％）＝（A）/（B）× 100 ＝（　　　　　）（％）

・自分の栄養状態を評価してみよう。　　＊CHIが60％以下では高度の栄養障害である。

・通常の生活をしている同じ体格（身長，体重が同じ）の人びとでは，尿中クレアチニン，排泄量の多い人は筋肉質タイプで，少ない人は脂肪太りと推測できる（体脂肪率も測定するとよい）。

標準クレアチニン係数
(BMI=22のとき)(mg/kg/日)

年齢（歳）	男	女
20〜39	22	19
40〜59	21	17
60以上	17	14

男のほうが女より筋肉が多い。

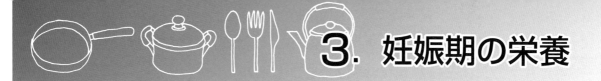
3. 妊娠期の栄養

1) 妊娠の概要

① 妊娠の成立・維持

　妊娠の成立は，受精後，受精卵が子宮腔内へ運ばれ，そこで着床した時点をさします。妊娠期間は，初期（〜13週6日），中期（14週0日〜27週6日），後期（28週0日〜）に区分されます。初期は分割した胚が子宮内膜に着床し，原始器官が発生します。胎盤のもととなる胎児由来の絨毛組織からヒト絨毛性ゴナドトロピンというホルモンが大量に分泌されるため，これが妊娠のマーカーとして使われます。中期は母体と胎児の物質交換の場となる胎盤が完成し，胎児の原始器官の分化も進み，ヒトとしての基本構造や機能が整う期間です。胎盤が完成すると，ここから妊娠の維持に必要な数種のホルモンが分泌されます。後期は身体の各器官が完全に整い，体外の生活に適応するための機能を充実させる期間です。

② 胎児の成長と母体の体重変化 (表3-1)

　母体の体重は妊娠の進行に伴い増加します。これは，胎児・胎盤・羊水重量の増加と母体への脂肪・たんぱく質の蓄積と水分貯留によるものです。妊娠高血圧症候群，低出生体重児分娩，切迫流早産などのリスクを軽減するため体重増加には気をつける必要があります。「妊産婦のための食生活指針」が目安として示されています。

表3-1　体格区分別　推奨体重増加量

体格区分	妊娠中期・後期 (kg/週)	妊娠全期間 (kg)
低体重（やせ）：BMI 18.5未満	0.3〜0.5	9〜12
ふつう　　　：BMI 18.5以上25.0未満	0.3〜0.5	7〜12
肥満　　　　：BMI 25.0以上	個別対応	個別対応

出典）厚生労働省：妊産婦のための食生活指針（2006）

2) 栄養アセスメント

　妊婦が正常な出産を迎えるために定期健診が行われ，診療と検査を受けることになっています。妊娠27週までは4週間に1回，妊娠28〜35週までは2週間に1回，36週からは1週間に1回を目安に，血圧測定，尿検査，血液検査（ヘモグロビン，ヘマトクリット，トランスフェリンなど），体重測定などを行い，経過を確認します。その他母体の既往歴，つわり，食習慣，喫煙と飲酒習慣などを把握し，妊娠の経過にそって栄養管理を行います。

3) 栄養ケア

① 栄養付加量

　妊婦の食事摂取基準は非妊娠時の健康の維持に必要な量に加え，妊娠によって増加する必要量が付加量として示されています。付加量は胎児発育に伴う蓄積量を考慮したもので，胎児の成長段階で必要量が異なるエネルギー，たんぱく質，鉄は，妊娠初期・中期・後期の3区分に分けて示されています。ビタミンB_{12}は悪性貧血，葉酸は二分脊椎症防止のため付加量が示されています。

② 栄養素の過剰と不足の影響

　母体の栄養補給や胎児の発育のために妊娠中の栄養管理は重要です。妊娠中に起こりやすい疾病に注意し，栄養素の過不足の影響をみます。

- **妊娠貧血**：妊娠時，造血機能が活発になるため，鉄の需要が増し，不足すると胎児にも悪影響を及ぼします。造血作用に関与するビタミンB_6・B_{12}・C，葉酸も不足しないようにします。
- **妊娠高血圧症候群**：妊娠20週以降分娩後12週まで高血圧がみられる場合で妊産婦死亡原因の上位を占める疾患です。特に必要以上の体重増加に注意し，エネルギー，ナトリウムの過剰に気をつけ，良質のたんぱく質，ビタミン類を十分摂取します。
- **妊娠糖尿病**：肥満妊婦ではインスリン抵抗性が亢進し，糖尿病の発症頻度が高くなります。妊娠初期には流産が起きやすく中期以降は妊娠高血圧症候群を合併することもあります。血糖のコントロールが第一で，エネルギーの過剰に気をつけ，バランスよく栄養を分食摂取する必要があります。

実習　妊娠期の調理・供食について学ぼう

献立　分量（g）

A●妊娠初期

朝

ライ麦パンのトースト
ライ麦パン	90		

あさりのミネストローネ
あさり	20	トマト缶-ホール	30
じゃがいも	20	トマトケチャップ	3
にんじん	10	オリーブ油	2
たまねぎ	30	鳥がらだし	150
にんにく	0.5	固形コンソメ	0.5
ひよこまめ-ゆで	15	食塩	0.2
マカロニ	8		

ブロッコリーとアスパラガスのコーンマヨ
ブロッコリー	50	マヨネーズ・全卵型	10
アスパラガス	20	白こしょう	0.03
とうもろこし-カーネル-冷凍	10	アーモンド-乾	3

果物
りんご	50

牛乳
普通牛乳	200

昼

冷やしうどん
うどん-ゆで	120	練りからし	1
めんつゆ・ストレート	40	オクラ	20
穀物酢	15	ながいも	20
ごま油	5	こねぎ	5
挽きわり納豆	20	しそ・葉	2
めんつゆ・ストレート	5	焼きのり	1

えだまめのおにぎり
はいが精米	30	えだまめ	15

さばのカレー風味から揚げ
まさば	40	かたくり粉	2
しょうが	0.5	カレー粉	1
こいくちしょうゆ	3	サラダ油	2
酒	3		

（付）キャベツせん切り
キャベツ	25	ミニトマト	15

ヨーグルト
ヨーグルト・脱脂加糖	80

間

ナッツ
バターピーナッツ	8	カシューナッツ	8

夕

おにぎり（しらすと青菜とひじき）
はいが精米	40	しらす干し-半乾燥品	5
しゅんぎく	15	ひじき-乾	0.5

おにぎり（梅干し）
精白米	40	焼きのり	1
梅干し-調味漬	3		

ぶた肉の冷しゃぶ
ぶた・もも・脂身つき	50	トマト	30
キャベツ	30	白ごまいり	2
りょくとうもやし	30	ぽん酢しょうゆ	10
きょうな	5		

ほうれんそうのおかか和え
ほうれんそう	40	かつお節	2
にんじん	20	こいくちしょうゆ	6
生しいたけ	10	本みりん	2

果物
グレープフルーツ	50

B●妊娠中期

朝

ご飯（はいが精米）
はいが精米	90

たまねぎとじゃがいものみそ汁
じゃがいも	30	みそ	6
たまねぎ	20	かつおだし	120

さけの塩焼き
べにざけ	40	食塩	0.3
酒	2		

（付）オクラとトマト
オクラ	30	トマト	30

こまつなと油揚げの炒め
こまつな	60	サラダ油	1
油揚げ	10	上白糖	2
にんじん	10	こいくちしょうゆ	3

パセリのごま和え
パセリ	50	上白糖	2
こいくちしょうゆ	3	ごま-いり	2

昼

レタスとトマトのサンドイッチ
食パン	30	マヨネーズ・全卵型	1
トマト	30	食パン	30
レタス	15	ボンレスハム	15
マヨネーズ・全卵型	3	鶏卵・全卵-ゆで	25
食パン	30	マヨネーズ・全卵型	3
プロセスチーズ	30	練りマスタード	2
ツナ缶	20	白こしょう	0.01

（付）パセリ
パセリ	1

にんじんとかぼちゃのスープ
にんじん	20	オリーブ油	2
西洋かぼちゃ	25	普通牛乳	50
たまねぎ	25	固形コンソメ	0.5
無塩バター	5		

ヨーグルトプルーン
ヨーグルト・脱脂加糖	50	プルーン-乾	50

果物
ネーブル	50

間

いちごミルク寒
寒天	0.4	上白糖	10
水	50	いちご	20
生乳	50		

夕

大豆入りドライカレー
はいが精米	90	にんじん	10
ぶた・もも・脂身つき	60	ピーマン	10
サラダ油	2	固形コンソメ	1
しょうが	1	ウスターソース	5
にんにく	1	トマトケチャップ	5
カレー粉	1	こいくちしょうゆ	4
大豆-ゆで	20	ナツメグ-粉	0.03
たまねぎ	50	こしょう	0.03

（付）温泉卵
鶏卵・全卵-生	50

（付）お浸し
ほうれんそう	40

トウミョウとわかめのスープ
トウミョウ	20	固形コンソメ	1
乾燥わかめ（水戻し）	10	鳥がらだし	120

果物
キウイフルーツ	80

C●妊娠後期

朝

ご飯（はいが精米）
はいが精米	90

豆腐とわかめのみそ汁
木綿豆腐	30	かつおだし	120
乾燥わかめ（水戻し）	10	みそ	6
長ねぎ	5		

変わり納豆（だいこん葉・しらす）
糸引き納豆	40	だいこん葉	20
こいくちしょうゆ	2	しらす干し-半乾燥品	5

おかひじきとながいもの梅マヨ和え
おかひじき	40	ねり梅	2
ながいも	40	しそ・葉	2
ほしひじき	1	マヨネーズ・全卵型	10

果物
ネーブル	30

昼

米飯（はいが精米）
はいが精米	90

ぶたヒレ肉のトマト煮
ぶた・ヒレ	80	レンズまめ-ゆで	30
食塩	0.5	赤ワイン	5
黒こしょう	0.05	トマトピューレー	5
薄力粉	4	トマトケチャップ	10
サラダ油	2	こいくちしょうゆ	1
ぶた・肝臓	10	水	50
たまねぎ	40	固形コンソメ	0.5
トマト	30	パセリ	1
マッシュルーム缶	5		

（付）じゃがいも・ブロッコリー
じゃがいも	40	ブロッコリー	20

キャベツときゅうりの青しそ和え
キャベツ	40	しそ・葉	1
きゅうり	30	ドレッシングタイプ和風調味料	10

果物
グレープフルーツ	50

ココア
ピュアココア	10	普通牛乳	150
上白糖	10		

間

さつまいもとりんごの重ね煮
さつまいも	40	上白糖	5
りんご	20	レモン	0.5
プルーン-乾	20		

夕

さんま蒲焼き丼
はいが精米	90	こいくちしょうゆ	3
さんま	50	本みりん	3
しょうが	0.5	上白糖	1
こいくちしょうゆ	1.5	ごま-いり	1
酒	1	こねぎ	2
薄力粉	5	みょうが	10
サラダ油	4	しそ・葉	2

しじみのみそ汁
しじみ	15	みそ	6
かつおだし	120		

茶わん蒸し
鶏卵・全卵・生	30	若鶏・もも・皮なし	20
かつおだし	90	乾しいたけ-乾	0.5
食塩	0.3	きくらげ-乾	0.5
こいくちしょうゆ	2	糸みつば	3

みぞれ和え
だいこん（おろし）	50	赤ピーマン	5
きゅうり	10	食塩	0.4
えだまめ	15	上白糖	3
さつまいも	15	穀物酢	6

果物
キウイフルーツ	80

食事摂取基準・献立の栄養価

		エネルギー(kcal)	たんぱく質(g)	脂質(g)	脂質(%E)	飽和脂肪酸(%E)	n-6系脂肪酸(g)	n-3系脂肪酸(g)	炭水化物(g)	炭水化物(%E)	食物繊維(g)	ビタミンA(μgRAE)	ビタミンD(μg)	ビタミンE(mg)
食事摂取基準（身体活動I）	女 18〜29歳	1,700	50	20〜30(%E)	7以下	8	1.6	50〜65(%E)	18以上	650	8.5	5.0		
	女 30〜49歳	1,750								700		5.5		
妊婦（付加量）	初期	50	0							0		8.5*	6.5*	
	中期	250	5	20〜30(%E)*	7以下*	9*	1.6*	50〜65(%E)*	18以上*					
	後期	450	25							80				
献立の栄養価	A	1,767	76.4	53.5	27.3	7.1	11.3	1.9	245.6	55.4	25.3	692	5.9	10.5
	B	2,096	90.2	59.0	25.3	8.0	11.5	1.7	303.3	57.5	28.0	1,641	15.5	15.6
	C	2,280	92.1	55.8	22.0	5.2	13.6	3.2	353.0	61.8	28.9	1,782	12.6	13.6

		ビタミンK(μg)	ビタミンB1(mg)	ビタミンB2(mg)	ナイアシン(mgNE)	ビタミンB6(mg)	ビタミンB12(μg)	葉酸(μg)	パントテン酸(mg)	ビオチン(μg)	ビタミンC(mg)	食塩相当量(g)	カリウム(mg)	カルシウム(mg)
食事摂取基準（身体活動I）	女 18〜29歳	150	1.1	1.2	11	1.1	2.4	240	5	50	100	6.5未満	2,000	650
	女 30〜49歳				12									
妊婦（付加量）	初期	150*	0.2	0.3	0	0.2	0.4	240	5*	50*	10	6.5未満*	2,000*	0
	中期													
	後期													
献立の栄養価	A	551	1.7	1.6	35.8	1.7	19.3	643	8.6	44.1	172	7.5	3,346	646
	B	820	2.0	1.7	41.0	2.2	7.6	602	8.7	50.0	276	7.9	4,118	979
	C	612	2.5	2.0	45.9	2.6	23.3	590	10.6	60.0	227	7.6	4,390	712

		マグネシウム(mg)	リン(mg)	鉄/月経なし(mg)	亜鉛(mg)	銅(mg)	マンガン(mg)	ヨウ素(μg)	セレン(μg)	クロム(μg)	モリブデン(μg)	動物性脂質比率(%)	動物性たんぱく質比率(%)
食事摂取基準（身体活動I）	女 18〜29歳	270	800	6.5	8	0.7	3.5	130	25	10	25		
	女 30〜49歳	290											
妊婦（付加量）	初期	40	800*	2.5	2	0.1	3.5*	110	5	10*	0		
	中期												
	後期			9.5									
献立の栄養価	A	399	1,310	11.3	9.7	1.5	4.2	335	67	8	182	24.1	43.6
	B	410	1,594	15.6	11.1	1.5	5.2	234	75	10	201	48.5	54.2
	C	528	1,607	16.9	13.7	2.5	6.5	690	100	8	370	23.5	48.0

＊付加量ではなく妊婦の基準値。

3. 妊娠期の栄養

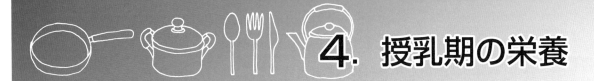

4. 授乳期の栄養

1) 授乳女性の生理的特徴

① 乳汁分泌のメカニズム (図4-1)

ホルモンの分泌の変化とともに乳腺組織が発達して乳房が大きくなり，乳輪や乳首の色も変化してきます。出産後に胎盤が排出した後は，さらに急激なホルモン（プロラクチン）の分泌が起こり，母乳の分泌が始まります。

皮下脂肪の間に網の目のように張り巡らされた乳腺が，血管から栄養分を取り込み母乳が産生し，乳管を通って乳頭に達します。乳児が乳首を強く吸う刺激で，脳下垂体後葉からホルモン（オキシトシン）が分泌され，母乳の分泌を促します。

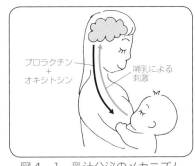

図4-1 乳汁分泌のメカニズム

2) 乳汁の成分と母乳の利点 (表4-1)

母乳には，三大栄養素をはじめ，乳児に必要な栄養素が適切な状態で含まれています（実習参照）。また，初乳には免疫物質であるIgAが含まれるので乳児の抗体となります。母乳中のαラクトアルブミンは胃の中で消化・吸収しやすい状態になるため乳児には最適です。母乳は母子双方にさまざまな利点があります。

3) 栄養アセスメント

① 産褥期

分娩後，6～8週間を産褥期といい，母体の子宮復古がみられます。分娩中の出血や悪露排出のためたんぱく質が失われ，貧血を発症する場合があります。血液検査（赤血球数，ヘモグロビン，ヘマトクリット）で貧血予防を心がけ，出産後の肥満予防のために，継続的な身体計測を実施して体重管理を行います。

② マタニティーブルー

妊娠期，または出産後数日から始まり，1か月程度で軽快する一時的感情変化です。出産・育児に自信がなくなる，涙もろくなる，集中困難，不安，頭痛や吐き気，倦怠感，睡眠不足，疲れなどがみられます。これはホルモンバランスの不均衡からくる症状です。

4) 栄養ケア

① 栄養付加量

授乳期は妊娠中の体重増加の減少分と，泌乳に伴う付加量を考慮する必要があります。母体の健康と乳児の発育に必要な母乳分泌が得られるような食生活をめざします。エネルギー付加量は350 kcal/日，たんぱく質付加量は20 g/日（推奨量）と算出されています。

② 授乳・離乳の支援ガイド (表4-2)

授乳の進行を適切に支援することは，母子の健康維持，健やかな親子関係の形成を促し，育児に自身をもたせるために重要です。「授乳・離乳の支援ガイド（2019年改定版）」では授乳等の支援のポイントを示しています。

表4-1 母乳の利点

赤ちゃんにとって	母親にとって
・たんぱく質，ビタミン，ミネラルなど成長に必要な栄養素を含み，消化・吸収がよい。 ・初乳には免疫グロブリンが含まれ，感染防御作用がある。 ・いつも新鮮で衛生的である。 ・授乳によって顔の筋肉やあごを発達させる。 ・授乳の際の母親とのスキンシップで，豊かな心を発達させる。	・赤ちゃんが乳首を吸う刺激によって，オキシトシンというホルモンが分泌され，子宮を収縮させる（子宮復古）。 ・母乳を分泌するプロラクチンというホルモンは母性を培う。 ・授乳の際，わが子との一体感をもち，精神的な安定をもたらす。 ・経済的で手間もかからない。

表4-2 授乳等の支援のポイント

妊娠期：母子にとって母乳は基本であり，母乳で育てたいと思っている人が無理せず自然に実現できるよう，妊娠中から支援を行う。 **授乳の開始から授乳の確立まで** 　・母親と子どもの状態を把握するとともに，母親の気持ちや感情を受けとめ，あせらず授乳のリズムを確立できるよう支援する。 　・できるだけ静かな環境で，適切な子どもへの抱き方で，目と目を合わせて，優しく声をかける等授乳時の関わりについて支援を行う。 　・父親や家族等による授乳への支援が，母親に過度の負担を与えることのないよう，父親や家族等への情報提供を行う。 **授乳の進行**：母親等と子どもの状態を把握しながらあせらず授乳のリズムを確立できるよう支援する。 **離乳への移行**：いつまで乳汁を継続することが適切かに関しては，母親等の考えを尊重して支援を進める。

出典）厚生労働省：授乳・離乳の支援ガイド（2019年改定版）より抜粋

II. 栄養学各論（応用栄養学）

献立 分量（g）

A●春の献立

朝 さけと青菜の混ぜご飯

	g		g
はいが精米	95	しらす干し-半乾燥品	5
塩ざけ	40	白ごま-いり	2
だいこん・葉	30		

さといもとこねぎのみそ汁

	g		g
さといも	50	かつおだし	120
こねぎ	5	みそ	6

春にんじんのたらこ煮

	g		g
にんじん	50	たらこ	10
ごぼう	5	サラダ油	2
油揚げ	5	こいくちしょうゆ	2
しらたき	20	酒	2
長ねぎ	5	上白糖	1

かぶときくらげの甘酢

	g		g
かぶ	30	上白糖	1.5
かぶ・葉	5	穀物酢	4
きくらげ-乾	1		

果物

	g
キウイフルーツ	80

昼 あさりと菜の花のパスタ

	g		g
スパゲッティ	90	オリーブ油	10
あさり	50	白ワイン	10
菜の花	50	食塩	0.5
ミニトマト	30	黒こしょう	0.05
にんにく	1	焼きのり	1
とうがらし	適量		

マセドアンサラダ

	g		g
じゃがいも	60	プレスハム	5
アスパラガス	20	マヨネーズ・全卵型	15
にんじん	20	食塩	0.3
きゅうり	15	白こしょう	0.05

ヨーグルトゼリー

	g		g
水	25	レモン果汁	2
ゼラチン	2.5	ラム酒	適量
普通牛乳	30	みかん缶	30
上白糖	10	西洋なし缶	20
ヨーグルト・全脂無糖	60		

間 牛乳といちご

	g		g
普通牛乳	200	いちご	50

夕 ご飯

	g
はいが精米	95

たまねぎとわかめのみそ汁

	g		g
たまねぎ	30	かつおだし	120
生わかめ	15	みそ	6

鶏のマスタード焼き

	g		g
若鶏・もも・皮つき	80	バター	4
食塩	0.5	カレー粉	0.8
黒こしょう	0.05	薄力粉	5
酒	2	オリーブ油	2
粒入りマスタード	2		

(付) ブロッコリーとミニトマトのグリル

	g		g
ブロッコリー	30	ミニトマト	15

ボイル野菜のサラダ

	g		g
キャベツ	40	スナップえんどう	30
にんじん	10	サウザンアイランドドレッシング	15

果物

	g
ネーブル	100

B●夏の献立

朝 ご飯

	g
はいが精米	95

かぼちゃのみそ汁

	g		g
かぼちゃ	40	かつおだし	120
油揚げ	5	みそ	6

あじの塩焼き

	g		g
まあじ	60	食塩	0.5

(付) おろしとレモン

	g		g
だいこん	30	しそ・葉	1
こいくちしょうゆ	5	レモン	10

ところてん

	g		g
ところてん	80	トマト	20
ほうれんそう	30	ぽん酢しょうゆ	10

果物

	g
ネーブル	50

昼 パン

	g		g
ぶどうパン	60	クロワッサン	30

ぶた肉とブロッコリーのクリーム煮

	g		g
ぶた・もも・脂身つき	60	たまねぎ	50
薄力粉	8	水	80
バター	8	固形コンソメ	1
ブロッコリー	40	普通牛乳	80
じゃがいも	50	パセリ	1
にんじん	30		

トマトとえだまめのサラダ

	g		g
ミニトマト	45	オリーブ油	3
えだまめ	30	黒こしょう	0.03
プロセスチーズ	20		

果物

	g
すいか	100

間 フルーツヨーグルト

	g		g
パインアップル缶	30	ヨーグルト・全脂無糖	60
キウイフルーツ	30	上白糖	5
みかん缶	30		

夕 ご飯

	g
はいが精米	95

オクラとさつまいものみそ汁

	g		g
オクラ	20	かつおだし	120
さつまいも	30	みそ	6

かれいのから揚げ

	g		g
まがれい	100	酒	5
しょうが	0.5	かたくり粉	7
こいくちしょうゆ	5	サラダ油	7

(付) ししとうがらし

	g		g
ししとうがらし	8	サラダ油	1

チリコンカルネ

	g		g
ぶたひき肉	20	トマトケチャップ	6
大豆-ゆで	20	トマトピューレー	6
たまねぎ	30	チリパウダー	0.03
にんじん	20	パプリカ-粉	0.03
マッシュルーム缶	10	固形コンソメ	0.3
にんにく	0.2	食塩	0.3
サラダ油	1	白こしょう	0.06

果物

	g
メロン	50

C●秋の献立

朝 フレンチトースト

	g		g
食パン	90	上白糖	5
普通牛乳	30	無塩バター	4
鶏卵・全卵-生	30		

ウインナーとキャベツのスープ

	g		g
ウインナー	30	じゃがいも	40
キャベツ	30	ブロッコリー	20
たまねぎ	20	固形コンソメ	1
にんじん	10	鳥がらだし	120

なすとトマトのレバーチーズ焼き

	g		g
なす	60	鶏・肝臓	10
オリーブ油	5	黄ピーマン	10
トマト	60	プロセスチーズ	20

ヨーグルト

	g
ヨーグルト-脱脂加糖	80

果物

	g
なし	100

昼 中華風炊き込みご飯

	g		g
はいが精米	95	長ねぎ	10
ぶた・もも・皮下脂肪なし	40	ごま油	2
たけのこ-ゆで	15	上白糖	2
にんじん	15	こいくちしょうゆ	5
乾しいたけ	1	酒	3
きくらげ-乾	2		

揚げだし豆腐

	g		g
木綿豆腐	120	こいくちしょうゆ	6
かたくり粉	10	本みりん	5
サラダ油	10	こねぎ	5
だいこん	50	まいたけ	15
しょうが	2		

わかめとはるさめのごま酢

	g		g
乾燥わかめ (水戻し)	20	こいくちしょうゆ	2
緑豆はるさめ	10	穀物酢	7
きゅうり	20	ごま油	0.5
プレスハム	15	白ごま-いり	1
上白糖	1		

果物

	g
かき-果実	80

間 オレンジゼリー

	g		g
バレンシアオレンジ濃縮還元ジュース	30	上白糖	8
水	30	ネーブル	50
ゼラチン	1.2		

夕 ご飯

	g
はいが精米	95

あさりのみそ汁

	g		g
あさり	20	みそ	6
かつおだし	120		

秋ざけのホイル焼き

	g		g
秋ざけ	80	エリンギ	10
酒	3	えのきたけ	10
たまねぎ	30	バター	2
ぶなしめじ	10	こいくちしょうゆ	5

(付) レモン

	g
レモン	5

れんこんの炒めなます

	g		g
れんこん	60	こいくちしょうゆ	4
ごぼう	10	上白糖	3
にんじん	10	穀物酢	6
生しいたけ	10	白ごま-いり	1
サラダ油	2		

果物

	g
りんご	100

食事摂取基準・献立の栄養価

		エネルギー(kcal)	たんぱく質(g)	脂質(g)	脂質(%E)	飽和脂肪酸(%E)	n-6系脂肪酸(g)	n-3系脂肪酸(g)	炭水化物(g)	炭水化物(%E)	食物繊維(g)	ビタミンA(μgRAE)	ビタミンD(μg)	ビタミンE(mg)
食事摂取基準(身体活動II)	女 18~29歳	2,000	50	20~30(%E)		7以下	8	1.6	50~65(%E)		18以上	650	8.5	5.0
	女 30~49歳	2,050		20~30(%E)		7以下	8	1.6	50~65(%E)		18以上	700	8.5	5.5
	授乳婦(付加量)	350	20	20~30(%E)*		7以下*	10*	1.8*	50~65(%E)*		18以上*	450	8.5*	7.0*
献立の栄養価	A	2,346	84.7	74.3	28.5	7.2	13.0	3.0	330.2	57.1	24.7	1,098	14.4	15.8
	B	2,206	98.3	63.9	26.1	9.1	13.2	1.7	305.9	56.1	21.8	842	18.8	14.0
	C	2,308	93.1	65.6	25.6	7.3	17.1	1.4	338.9	58.3	24.4	1,923	29.4	11.1

		ビタミンK(μg)	ビタミンB1(mg)	ビタミンB2(mg)	ナイアシン(mgNE)	ビタミンB6(mg)	ビタミンB12(μg)	葉酸(μg)	パントテン酸(mg)	ビオチン(μg)	ビタミンC(mg)	食塩相当量(g)	カリウム(mg)	カルシウム(mg)
食事摂取基準(身体活動II)	18~29歳	150	1.1	1.2	11	1.1	2.4	240	5	50	100	6.5未満	2,000	650
	30~49歳	150	1.1	1.2	12	1.1	2.4	240	5	50	100	6.5未満	2,000	650
	授乳婦(付加量)	150*	0.2	0.6	3	0.3	0.8	100	6*	50*	45	6.5未満*	2,200*	0
献立の栄養価	A	441	1.6	1.5	44.2	2.2	33.8	704	8.8	56.2	377	8.2	3,876	876
	B	226	2.0	1.5	42.6	2.2	9.6	549	7.7	61.0	230	8.0	4,036	651
	C	137	1.9	1.6	42.9	2.2	22.7	550	10.3	83.0	249	8.7	3,679	654

		マグネシウム(mg)	リン(mg)	鉄/月経なし(mg)	亜鉛(mg)	銅(mg)	マンガン(mg)	ヨウ素(μg)	セレン(μg)	クロム(μg)	モリブデン(μg)	動物性脂質比率(%)	動物性たんぱく質比率(%)
食事摂取基準(身体活動II)	18~29歳	270	800	6.5	8	0.7	3.5	130	25	10	25		
	30~49歳	290	800	6.5	8	0.7	3.5	130	25	10	25		
	授乳婦(付加量)	0	800*	2.5	4	0.6	3.5*	140	20	10*	3		
献立の栄養価	A	450	1,511	12.9	10.7	1.5	5.3	356	147	10	215	34.2	47.5
	B	404	1,553	9.3	11.1	1.5	5.0	256	176	8	240	40.8	57.6
	C	521	1,628	11.4	10.7	1.6	5.7	433	107	13	223	40.4	52.1

*付加量ではなく授乳婦の基準値。

母乳と牛乳100g中の成分

	エネルギー(kcal)	たんぱく質(g)	脂質(g)	炭水化物(g)	鉄(mg)	カルシウム(mg)	カリウム(mg)	ナトリウム(mg)	リン(mg)	銅(mg)	亜鉛(mg)	A(μg)	B1(mg)	B2(mg)	B6(mg)	B12(μg)	C(mg)	D(μg)	E(mg)	ナイアシン(mg)	K(μg)
母乳	65	1.1	3.5	7.2	0.04	27	48	15	14	0.03	0.3	46	0.01	0.03	Tr	Tr	5	0.3	0.4	0.2	1
牛乳	67	3.3	3.8	4.8	0.02	110	150	41	93	0.01	0.4	38	0.04	0.15	0.03	0.3	1	0.3	0.1	0.1	2

出典) 文部科学省：日本食品標準成分表 (2015)

4. 授乳期の栄養

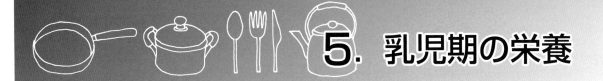

5. 乳児期の栄養

1）乳児期の生理的特徴

① 発育・発達（図5-1）

　生後1歳未満を乳児期，そのうち生後28日未満を新生児期といいます。この時期は一生のうちで最も急速に成長する時期です。身長は出生時約50cm，満1歳で1.5倍の約75cmになります。体重は出生時約3kg，その後3～4日間で150～300g減少する生理的体重減少がありますが，3～4か月で約2倍，満1歳で3倍の約9kgになります。出生体重が2,500g未満の児を低出生体重児と呼びます。乳児の身体発育値の指標として，厚生労働省が10年ごとに行う乳幼児身体発育調査結果に基づき作成する乳幼児身体発育曲線が用いられます。男女別に身長，体重が3，10，25，50，75，90，97パーセンタイル曲線で示され，50パーセンタイル値が中央値，10～90パーセンタイル値を基準値とし，母子健康手帳などに活用されています。頭囲の発育は中枢神経系の発育を表していると考えられており，出生時約33cmと胸囲（約32cm）よりも大きくなっていますが，2～3か月以降ほぼ同じになり，満1歳で約45cm，1歳以降は胸囲のほうが大きくなります。身長と頭長の比は出生時4：1から2歳で5：1，6歳で6：1に発育します。

II. 栄養学各論（応用栄養学）

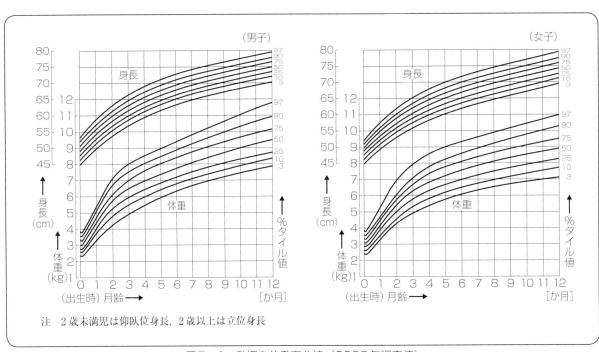

注　2歳未満児は仰臥位身長，2歳以上は立位身長

図5-1　乳児身体発育曲線（2000年調査値）

② 咀しゃく・嚥下機能の変化（表5-1）

　出生直後から哺乳行動が現れます。哺乳反射には，探索反射，捕捉反射，吸啜反射，嚥下反射があり，それらを総称して哺乳反射と呼び，それらが一連の動きになって母乳を飲むことができます。初めの頃は疲れるまで吸い続けますが，哺乳反射は生後4，5か月頃から少しずつ消え始

表5-1　摂食機能獲得段階とそれぞれの期の特徴的な動き

①経口摂取準備期	哺乳反射，指しゃぶり，オモチャなめ，舌突出（安静時）など
②嚥下機能獲得期	下唇の内転，下尖の固定（閉口時），舌のぜん動様運動での食塊移送（姿勢の補助）など
③捕食機能獲得期	あご・口唇の随意的閉鎖，上唇での取り込み（すり取り）など
④押しつぶし機能獲得期	口角の水平の動き（左右対称），扁平な赤唇（上下唇），下尖の口蓋皺壁への押し付けなど
⑤すりつぶし機能獲得期	頬と口唇の強調運動，口角の引き（左右非対称），あごの偏位など
⑥自食準備期	歯がため遊び，手づかみ遊びなど
⑦手づかみ食べ機能獲得期	頸部回旋の消失，前歯咬断，口唇中央部からの捕食など
⑧食具（食器）食べ機能獲得期 （1）スプーン使用 （2）フォーク使用 （3）はし使用	頸部回旋の消失，口唇中央部からの食器の挿入，口唇での捕食，左右の手の協調など

出典）向井美惠編著：乳幼児の摂食指導，p.45，医歯薬出版（2000）

—58—

め，生後6，7か月頃には乳児の意思による動きになり，哺乳量をコントロールできるようになります。哺乳反射による動きが少なくなると，離乳食を開始することができます。離乳食は咀しゃく機能獲得段階とそれぞれの期の特徴的な動きに基づきながら咀しゃく機能の発達に合わせて進めていきます。

③ 消化機能の発達 <small>（第Ⅱ部第1章　図1−6　p.47参照）</small>

乳児の胃は，くびれが無くとっくりのような筒状になっています。胃入口の噴門の括約筋の発達が未熟なために，しっかり閉まらず姿勢の変化など少しの刺激で，胃の中のものが逆流しやすくなっています。特に2か月頃までは姿勢の変化だけで，溢乳や吐乳を起こしやすいため注意が必要です。

④ 乳児の摂食・精神・運動機能の発達

乳児期の精神・運動機能の発達をみると，新生児の時期のほとんど眠っている状態から3か月頃には首がすわり，声を出して笑い，5か月頃には寝返りができ，9か月頃にはつかまり立ちや機嫌よくひとり遊びができ，1歳頃にはつたい歩きをするようになります。発達には一定の基本的方向があり，頭部から身体下部に，粗大運動から微細運動に続いていきます。摂食機能の発達は，咀しゃく・嚥下機能の変化に伴い，生後5，6か月頃になると離乳食が始まり，なめらかにすりつぶした状態（ポタージュ状）のものを口の前から奥へと少しずつ移動できるようになります。7，8か月頃では口の前のほうを使って食べ物を取り込み，舌と上あごでつぶしていく動きを覚えます。9〜11か月頃では舌と上あごでつぶせないものを歯ぐきの上でつぶすことを覚え，12〜18か月頃は口へ詰め込み過ぎたり，食べこぼしたりしながら，一口量を覚えていきます。また，手づかみ食べが上手になり，食具を使った食べる動きを覚えるのも，この頃です。

⑤ 乳歯の形成 <small>（図5−2）</small>

乳歯は上下10歯ずつ合計20歯あります。個人差がありますが，下の前歯が7，8か月頃から生え始め，1歳前後に前歯8歯，満2歳以降2歳6か月から3歳6か月頃に20歯全部が生えそろいます。歯ブラシを口に入れることから慣らし，1本ずつやさしく磨きます。乳歯をむし歯にしないことは，その後の永久歯を守ることにつながります。

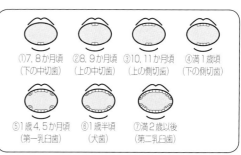

図5−2　乳歯の生える順序

2）栄養ケア

① 食事摂取基準

乳児の食事摂取基準は，母乳中の栄養素濃度と健康な乳児の哺乳量の積から目安量が算定されています。各栄養素等の食事摂取基準値については0〜5か月と6〜11か月に区分されていますが，成長に合わせてより詳細な区分が必要と考えられたエネルギーとたんぱく質については0〜5か月，6〜8か月，9〜11か月に分けられています。

乳児期の哺乳量は，離乳開始前（生後15日目〜5か月）では母乳の摂取量はほぼ一定しており780 mL/日，離乳開始後6〜8か月では600 mL/日，9〜11か月では450 mL/日としています。

乳児の食事摂取基準は，離乳食開始以前は母乳（または人工乳）からの摂取量であり，離乳食開始後は，母乳（または人工乳）と離乳食を加えた摂取量になります。エネルギーについては，身体活動に必要なエネルギーに加えて，組織合成のエネルギーとエネルギー蓄積量相当分のエネルギーを必要とするため，推定エネルギー必要量＝総エネルギー消費量＋エネルギー蓄積量となります。体重増加の大きい0〜5か月のエネルギー蓄積量は著しく多くなっています。

乳児期の栄養ケアで重要なことは，摂取量だけで判断せず，成長曲線などにあてはめ，身体発育を継続的にモニタリングすることです。また人工栄養や混合栄養の場合に用いられる育児用粉乳は，日本人の母乳組成や各栄養素の吸収率等を考慮してつくられているので，特定の栄養素の欠乏は起こりにくいと考えられます。耐容上限量については，ビタミンA・D，ヨウ素以外は設定されていませんが，栄養機能性食品や特定の栄養素が強化された食品の摂取は成人以上に慎重に行うべきと考えられています。

② 栄養補給法

・**母乳栄養**：母乳には乳児に必要な栄養素が最適な状態で含まれています。母乳のたんぱく質は消化がよく消化機能が未発達な乳児に負担をかけないことや病原菌からの感染予防の免疫グロブリン，ラクトフェリン，リゾチームが含まれています。脂質は90％が中性脂肪，さらに脂肪分解酵素のリパーゼが含まれ効率よく消化され，炭水化物は80％以上が乳糖です。母乳の利点は最適な栄養源であるだけでなく，免疫機能の向上，衛生的，母子の信頼関係，母体の回復を早める等があげられます。

・**人工栄養**：人工乳つまり育児用ミルク（調製粉乳）を栄養源とすることです。育児用ミルクは，牛乳を主原料に製造されエネルギーおよび栄養素バランスを母乳に近づけるように工夫されています。

・**混合栄養**：母乳不足や母親の健康上の問題や仕事の事情など母親が母乳を十分に与えられない場合に，母乳と育児用ミルクを併せて乳児に与えることをいいます。母乳不足の場合は，毎回母乳を与えてから不足分を育児用ミルクで補い，仕事の場合は，預けている日中は保育所で育児用ミルク，自宅では母乳を与えます。

③ 食物アレルギー （表5−2）

食物アレルギーとは，「食物によって引き起こされる抗原特異的な免疫学的機序を介して生体にとって不利益な症状が引き起こされる現象」と定義されています。食物アレルギー有病率は諸報告によると，乳児の約10％，3歳児の約5％，保育所児5.1％，学童以降1.3〜4.5％とされています。

表5−2　食物アレルギーの臨床型分類

臨床型	発症年齢	頻度の高い食物	耐性獲得（寛解）
新生児・乳児消化管アレルギー	新生児期乳児期	牛乳（育児用粉乳）	多くは寛解
食物アレルギーの関与する乳児アトピー性皮膚炎	乳児期	鶏卵，牛乳，小麦，大豆など	多くは寛解
即時型症状（じんましん，アナフィラキシーなど）	乳児期〜成人期	乳児〜幼児：鶏卵，牛乳，小麦，そば，魚類，ピーナッツなど　学童〜成人：甲殻類，魚類，小麦，果物類，そば，ピーナッツなど	鶏卵，牛乳，小麦，大豆などは寛解しやすいその他は寛解しにくい

出典）研究開発代表者　海老澤元宏：国立研究開発法人日本医療研究開発機構（AMED）研究班による食物アレルギーの診療の手引き（2017）より抜粋

す。新生児・乳児消化管アレルギーは牛乳（育児用粉乳）が原因となり，おう吐や血便，下痢などの消化器症状を引き起こします。また，乳児期の鶏卵，牛乳，小麦，大豆などが原因の食物アレルギーの多くはアトピー性皮膚炎を合併していますが，これらの多くは成長とともに耐性を獲得して寛解していきます。じんましんやアナフィラキシーなどの症状を起こす原因となるのは鶏卵，牛乳，小麦，そば，魚類，ピーナッツなどです。対応の原則は，「正しい診断に基づいた必要最小限の原因食物の除去」で，除去の程度は児による個別対応となります。しかし，除去により栄養素の摂取不足にならないように，代替食品の使用やワンパターンにならない調理の工夫が大切です。

④ 先天性代謝異常

生まれつき酵素が欠けていたり，活性が十分でないために，体内に不必要な物質が蓄積されたり，エネルギーが不足したりする障害のことです。新生児マス・スクリーニングにより，フェニルケトン尿症，ホモシスチン尿症，メープルシロップ尿症，ガラクトース血症等が調べられており，治療は食事療法が中心となり，それぞれに適した特殊治療乳を用います。

3）調乳

① 調乳器具

哺乳ビンは耐熱ガラス製やプラスチック製等があり，ガラス製は重いが汚れ落ちがよく傷つきにくく衛生的です。容量は100 mLから240 mLまで育児用ミルクを飲む量に合わせて使い分けます。乳首はシリコンゴム製で月齢に合わせて，先の穴の大きさを使い分けます。洗浄は，ミルクかすを残さないように哺乳ビン専用のスポンジやブラシで中性洗剤を使いよく洗います。乳首も小さな専用スポンジでよく洗います。器具の消毒方法は煮沸消毒，薬液につけ置き消毒，電子レンジ消毒がありますが，経済的で一度にたくさんできる

煮沸消毒について説明します。鍋にたっぷりの水を入れ沸騰したお湯で哺乳ビン，キャップ，粉ミルク用計量スプーン，ビンはさみを7分，続いて乳首を3分煮ます。熱いうちにビンはさみで取り出し，水を切ってほこりや雑菌がつかないふたつきの清潔な保管箱に保存します。

② 調乳の仕方 （図5-3）

調乳方法は，家庭でつくるときなどそのつど調乳する無菌操作法と，保育所などの施設で用いる1日分をまとめて調乳して最後に加熱消毒する終末殺菌法があります。育児用ミルクは授乳のたびに直前に調乳します。調乳用の水は水道水や水質基準に合格した井戸水，ミルク調製用の密封容器に入った水を使いますが，一度沸騰させてから使います。育児用調製粉乳の製造過程，原材料に病原微生物が内在する場合があり，リスクを軽減させるため，一度沸騰した70℃以上のお湯を使います。

4） 離乳

① 離乳食の特徴と摂食機能

離乳期は目安となる月齢が示され，摂食機能の発達に合わせた調理形態になっており，調乳の開始から完了までを一連の流れの中でとらえます。生後5～6か月の離乳初期は1日1さじずつ始め，なめらかにすりつぶした状態のものを与えます。口を閉じて取り込みや飲み込みがで

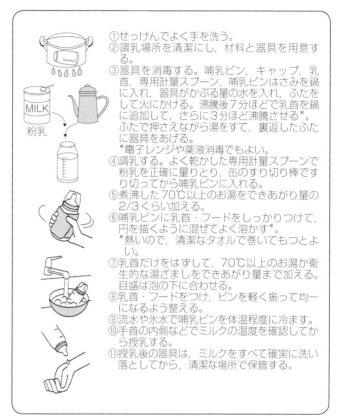

①せっけんでよく手を洗う。
②調乳場所を清潔にし，材料と器具を用意する。
③器具を消毒する。哺乳ビン，キャップ，乳首，専用計量スプーン，哺乳ビンはさみを鍋に入れ，器具がかぶる量の水を入れ，ふたをして火にかける。沸騰後7分ほどで乳首を鍋に追加して，さらに3分ほど沸騰させる*。ふたで押さえながら湯をすて，裏返したふたに器具をあげる。
　*電子レンジや薬液消毒でもよい。
④調乳する。よく乾かした専用計量スプーンで粉乳を正確に量りとり，缶のすり切り棒ですり切ってから哺乳ビンに入れる。
⑤煮沸した70℃以上のお湯をできあがり量の2/3くらい加える。
⑥哺乳ビンに乳首・フードをしっかりつけて，円を描くように混ぜてよく溶かす*。
　*熱いので，清潔なタオルで巻いてもつとよい。
⑦乳首だけをはずして，70℃以上のお湯か衛生的な湯ざましをできあがり量まで加える。目盛は泡の下に合わせる。
⑧乳首・フードをつけ，ビンを軽く振って均一になるよう整える。
⑨流水や氷水で哺乳ビンを体温程度に冷ます。
⑩手首の内側などでミルクの温度を確認してから授乳する。
⑪授乳後の器具は，ミルクをすべて確実に洗い落としてから，清潔な場所で保管する。

図5-3　育児用ミルクのつくり方（無菌操作法）

きるようになります。生後7～8か月の離乳中期は，1日2回食になり，舌でつぶせるかたさにします。舌と上あごでつぶしていくことができるようになります。生後9～11か月の離乳後期は，1日3回食になり，食事のリズムをつくります。調理形態は歯ぐきでつぶせるかたさにします。歯ぐきでつぶすことができるようになります。生後12～18か月の離乳完了期は手づかみ食べで，自分で食べる意欲をもたせます。歯ぐきで噛めるかたさにします。歯を使うようになります。

② 離乳の開始

離乳の開始とは，なめらかにすりつぶした状態の食べ物を初めて与えたときをいい，5，6か月頃が適当です。発育状況の目安として首のすわりがしっかりして寝返りができ，5秒以上座れ，スプーンなどを口に入れても押し出すことが少なくなり（哺乳反射の減弱），食べ物に興味を示すなどがあげられます。

③ 離乳の進行

離乳の進行は子どもの発育および発達の状況に応じて，食品の量や種類および形態を調整しながら食べる経験を通じて摂食機能を獲得し，成長していく過程です。生活リズムを整え食べる意欲を育み，食べる楽しさを体験していくことを目標としています。離乳初期は食べ物を飲み込むこと，舌ざわりや味に慣れることが主目的です。1日1回与え，母乳（または育児用ミルク）は授乳のリズムに沿って子どもの欲するままに与えます。離乳中期は1日2回食とし，母乳（または育児用ミルク）は離乳食の後と他に3回程度与えます。離乳後期は1日3回食とし，母乳（または育児用ミルク）は離乳食の後と他に2回程度与えます。手づかみ食べは生後9か月頃から始まり，1歳過ぎの子どもの発育および発達にとって積極的にさせたい行動です。食べ物をさわったり，握ったりすることで，かたさや触感を体験し，自らの意志で食べようとする行動につながります。

④ 離乳の完了

　離乳の完了とは，形のある食べ物を噛みつぶすことができるようになり，エネルギーや栄養素の大部分が母乳（または育児用ミルク）以外の食べ物から摂取できるようになった状態をいいます。手づかみ食べによって前歯で噛み切る練習をして，1回量を覚え，やがて食具を使うようになっていきます。

⑤ 食品の種類と調理

　離乳の開始はおかゆ（米）から始め，1さじずつ与え，量を増やしていき，慣れてきたら野菜，果物，さらに豆腐や白身魚，かたゆでした卵黄など，種類を増やしていきます。離乳が進むにつれ，白身魚から赤身魚，青皮魚へ，卵黄から全卵へと進めていきます。1日2回食になったら穀類（主食），野菜（副菜）・果物，たんぱく質性食品（主菜）を組み合わせた食事にします。牛乳を飲料として与える場合は，鉄欠乏性貧血の予防の観点から1歳を過ぎてからにします。また，蜂蜜は乳児ボツリヌス症を引き起こすリスクがあるため，1歳を過ぎるまでは与えません。はじめはなめらかに調理し，次第に粗く，離乳中期頃は飲み込みやすいようにとろみをつけます。調味は離乳初期には必要ありませんが，離乳の進行に応じて，食品の素材の味を生かしながら，食塩，砂糖なども少量使い薄味でおいしく調理します。母乳育児の場合，生後6か月で鉄欠乏を生じやすく，またビタミンD欠乏も指摘されているため，鉄やビタミンDの供給源となる食品を積極的に摂取することが必要です。

	離乳の開始　→　離乳の完了 以下に示す事項は，あくまでも目安であり，子どもの食欲や成長・発達の状況に応じて調整する。			
	離乳初期 生後5～6か月頃	離乳中期 生後7～8か月頃	離乳後期 生後9～11か月頃	離乳完了期 生後12～18か月頃
食べ方の目安	○子どもの様子をみながら1日1回1さじずつ始める。 ○母乳や育児用ミルクは飲みたいだけ与える。	○1日2回食で食事のリズムをつけていく。 ○いろいろな味や舌ざわりを楽しめるように食品の種類を増やしていく。	○食事リズムを大切に，1日3回食に進めていく。 ○共食を通じて食の楽しい体験を積み重ねる。	○1日3回の食事リズムを大切に，生活リズムを整える。 ○手づかみ食べにより，自分で食べる楽しみを増やす。
調理形態	なめらかにすりつぶした状態	舌でつぶせる固さ	歯ぐきでつぶせる固さ	歯ぐきで噛める固さ
1回当たりの目安量				
Ⅰ　穀類（g）	つぶしがゆから始める。 すりつぶした野菜等も試してみる。 慣れてきたら，つぶした豆腐・白身魚・卵黄等を試してみる。	全がゆ 50～80	全がゆ 90～軟飯80	軟飯80 ～ご飯80
Ⅱ　野菜・果物（g）		20～30	30～40	40～50
Ⅲ　魚（g）		10～15	15	15～20
又は肉（g）		10～15	15	15～20
又は豆腐（g）		30～40	45	50～55
又は卵（個）		卵黄1～全卵1/3	全卵1/2	全卵1/2～2/3
又は乳製品（g）		50～70	80	100
歯の萌出の目安		乳歯が生え始める。	1歳前後で前歯が8本生えそろう。 離乳完了期の後半頃に奥歯（第一乳臼歯）が生え始める。	
摂食機能の目安	口を閉じて取り込みや飲み込みが出来るようになる。	舌と上あごで潰していくことが出来るようになる。	歯ぐきで潰すことが出来るようになる。	歯を使うようになる。

※衛生面に十分に配慮して食べやすく調理したものを与える。

図5-4　離乳の進め方の目安（授乳・離乳の支援ガイド，2019年3月）

⑥ 食物アレルギーへの対応

　食物アレルギーの発症を心配して，離乳の開始や特定の食べ物の摂取開始を遅らせても，食物アレルギーの予防効果があるという科学的根拠はありません。離乳を進めていて食物アレルギーが疑われる症状がみられた場合には，必ず医師の診断に基づいて進めることが必要です。食物アレルギーの診断がされている子どもについては，必要な栄養素等を過不足なく摂取できるように具体的な離乳食の提案が必要です。

献立　分量（g，ただし乳はmL）

A●5〜6か月

AM6　乳
- 母乳または人工乳　180

AM10　つぶし粥（10倍粥）
- 精白米　4

みそスープ
- 野菜スープ　40
- みそ　0.4

豆腐のペースト
- 絹ごし豆腐　20
- 野菜スープ　25
- かたくり粉　0.5

ほうれんそうのペースト
- ほうれんそう　10
- 野菜スープ　10

乳
- 母乳または人工乳　120

PM2　つぶし粥（10倍粥）
- 精白米　4

みそスープ
- 野菜スープ　40
- みそ　0.4

白身魚のペースト
- まがれい　10
- 野菜スープ　10
- かたくり粉　0.5

かぼちゃのペースト
- 西洋かぼちゃ　10
- 野菜スープ　7

乳
- 母乳または人工乳　120

PM5　乳
- 母乳または人工乳　180

PM8　乳
- 母乳または人工乳　180

野菜スープ
きゃべつ，たまねぎ，にんじんなどを煮込み，汁を使用する。

B●7〜8か月

AM6　乳
- 母乳または人工乳　160

AM10　ミルクがゆ（7倍粥）
- 精白米　13
- 育児用ミルク　4

みそスープ
- 野菜スープ　80
- みそ　2

豆腐の薄くず煮
- 絹ごし豆腐　30
- 野菜スープ　35
- こいくちしょうゆ　0.1
- かたくり粉　0.5

ほうれんそうのやわらか煮
- ほうれんそう　20
- 野菜スープ　10

乳
- 母乳または人工乳　60

PM2　おかゆ（7倍粥）
- 精白米　13

みそスープ
- 野菜スープ　80
- みそ　2

白身魚の薄くず煮
- むきがれい　15
- 野菜スープ　15
- こいくちしょうゆ　0.1
- かたくり粉　0.5

かぼちゃのやわらか煮
- 西洋かぼちゃ　20
- 育児用粉ミルク　2
- 野菜スープ　20

乳
- 母乳または人工乳　60

PM6　乳
- 母乳または人工乳　160

PM8　乳
- 母乳または人工乳　160

C●9〜11か月

AM6　乳
- 母乳または人工乳　130

AM10　おかゆ（5倍粥＝全粥）
- 精白米　18

かぶのみそ汁
- 野菜スープ　100
- かぶ　10
- みそ　3

オムレツ
- 鶏卵・全卵ー生　20
- あさりの水煮缶（きざみ）　3
- 普通牛乳　3
- バター　2

ほうれんそうの煮びたし
- ほうれんそう　20
- にんじん　5
- 野菜スープ　30
- こいくちしょうゆ　0.8

乳
- 母乳または人工乳　60

PM2　おかゆ（5倍粥）
- 精白米　18

こまつなのみそ汁
- 野菜スープ　100
- こまつな　20
- みそ　3

白身魚のマヨネーズ焼き
- むきがれい　30
- マヨネーズ・全卵型　2.5
- サラダ油　0.5

かぼちゃのやわらか煮
- 西洋かぼちゃ　20
- 野菜スープ　20
- 上白糖　0.7
- こいくちしょうゆ　0.3

乳
- 母乳または人工乳　70

PM6　おかゆ（5倍粥）
- 精白米　18

肉だんごあんかけ
- 鶏ひき肉　25
- 鶏肝臓　1
- たまねぎ　15
- パン粉-乾燥　0.6
- 野菜スープ　30
- 上白糖　0.5
- こいくちしょうゆ　0.8
- かたくり粉

さつまいものミルク煮
- さつまいも　30
- 育児用粉ミルク　2

麦茶
- 麦茶　100

PM8　乳
- 母乳または人工乳　130

D●12〜18か月

AM8　軟飯（水は米の3倍）
- 精白米　25

かぶのみそ汁
- 野菜スープ　100　　みそ　3
- かぶ　10

千草焼き
- ぶたひき肉　4　　にんじん　5
- あさりの水煮缶　4　　鶏卵・全卵ー生　30
- たまねぎ　10　　上白糖　2
- 生しいたけ　5　　食塩　0.2
- ピーマン　5　　サラダ油　2

ほうれんそうともやしのおかか和え
- ほうれんそう　25　　こいくちしょうゆ　0.8
- もやし　8　　かつお節　0.5

AM10　ヨーグルト
- ヨーグルト・脱脂加糖　90

PM12　軟飯（水は米の3倍）
- 精白米　25

こまつなのみそ汁
- 野菜スープ　10　　みそ　3
- こまつな　10

白身魚のパン粉焼き
- むきがれい　40　　マヨネーズ・全卵型　5
- 食塩　0.1　　パン粉-乾燥　5
- こしょう　0.01　　サラダ油　1

かぼちゃの煮物
- 西洋かぼちゃ　30　　上白糖　1
- 野菜スープ　30　　こいくちしょうゆ　0.4

PM3　牛乳
- 普通牛乳　120

果物
- りんご　30

PM6　軟飯（水は米の3倍）
- 精白米　25

肉だんごあんかけ
- 鶏ひき肉　35　　上白糖　0.5
- 鶏肝臓　1.5　　こいくちしょうゆ　0.8
- たまねぎ　25　　かたくり粉　1
- パン粉-乾燥　1　　ブロッコリー　15
- 野菜スープ　30

さつまいものミルク煮
- さつまいも　30　　育児用粉ミルク　2

麦茶
- 麦茶　100

食事摂取基準・献立の栄養価　献立の栄養価は母乳で算出

		エネルギー(kcal)	たんぱく質(g)	脂質(g)	脂質(%E)	飽和脂肪酸(%E)	n-6系脂肪酸(g)	n-3系脂肪酸(g)	炭水化物(g)	炭水化物(%E)	食物繊維(g)	ビタミンA(µgRAE)[1]	ビタミンD(µg)	ビタミンE(mg)
食事摂取基準（身体活動Ⅱ）	0〜5（月）	男 550 / 女 500	10	50（%E）		—	4	0.9	—		—	目安量300 耐容上限量600	目安量5.0 耐容上限量25	3.0
	6〜11（月）	*1 男 650 / *1 女 600 ; *2 男 700 / *2 女 650	*1 15 / *2 25	40（%E）		—	4	0.8	—		—	目安量400 耐容上限量600	目安量5.0 耐容上限量25	4.0
献立の栄養価	A	573	12.6	28.2	44.4	16.4	4.4	0.8	66.2	46.9	0.8	437	3.6	4.1
	B	579	14.8	24.3	37.8	8.9	4.0	0.7	73.8	52.0	1.8	466	4.3	4.5
	C	689	24.8	23.6	30.8	8.0	3.7	0.7	91.4	54.7	3.4	596	5.5	5.1
	D	807	38.7	21.2	23.7	6.2	3.3	0.6	112.3	57.1	5.9	589	6.5	6.1

		ビタミンK(µg)	ビタミンB₁(mg)	ビタミンB₂(mg)	ナイアシン(mg)[2]	ビタミンB₆(mg)	ビタミンB₁₂(µg)	葉酸(µg)	パントテン酸(mg)	ビオチン(µg)	ビタミンC(mg)	食塩相当量(g)	カリウム(mg)	カルシウム(mg)
食事摂取基準（身体活動Ⅱ）	0〜5（月）	4	0.1	0.3	2	0.2	0.4	40	4	4	40	0.3	400	200
	6〜11（月）	7	0.2	0.4	3	0.3	0.5	60	5	5	40	1.5	700	250
献立の栄養価	A	45	0.1	0.3	2.1	0.1	0.3	19	4.1	7.0	45	0.1	542	236
	B	80	0.2	0.3	2.7	0.2	0.6	45	3.6	8.7	46	0.6	640	226
	C	116	0.2	0.5	5.0	0.5	3.5	132	3.9	21.5	55	1.4	1,005	216
	D	141	0.4	0.9	6.7	0.9	5.6	206	4.0	32.4	66	5.9	1,432	368

		マグネシウム(mg)	リン(mg)	鉄(mg)[3]	亜鉛(mg)	銅(mg)	マンガン(mg)	ヨウ素(µg)	セレン(µg)	クロム(µg)	モリブデン(µg)	動物性脂質比率(%)	動物性たんぱく質比率(%)
食事摂取基準（身体活動Ⅱ）	0〜5（月）	20	120	目安量0.5	2	0.3	0.01	目安量100 耐容上限量250	15	0.8	2		
	6〜11（月）	60	260	*1男 推定平均必要量3.5 推奨量5.0 / *1女 推定平均必要量3.5 推奨量4.5 / *2男 推定平均必要量3.5 推奨量5.0 / *2女 推定平均必要量3.5 推奨量4.5	3	0.3	0.5	目安量130 耐容上限量250	15	1.0	3		
献立の栄養価	A	46	163	0.7	2.7	0.3	0.2	2	27	0	7	96.8	83.9
	B	60	201	1.3	2.8	0.4	0.4	6	31	1	23	93.0	69.7
	C	81	304	4.0	3.3	0.4	0.5	12	51	2	49	83.1	75.7
	D	130	573	5.4	4.0	0.5	1.1	48	67	2	80	56.1	75.3

注）乳児の食事摂取基準は目安量を算定している。ただし鉄については6〜8（月），9〜11（月）において推定平均必要量および推奨量を算出している。
1 プロビタミンAカロテノイドを含まない。　2 0〜5か月児の目安量の単位はmg/日。　3 6〜11か月は一つの月齢区分として男女別に算定した。
*1 6〜8か月　*2 9〜11か月

5. 乳児期の栄養

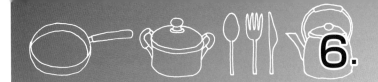

6. 幼児期の栄養

1）幼児期の特性

　幼児期とは満1歳から満5歳の小学校入学前までをさします。幼児期は乳児期に引き続いて発育が進む時期ですが，スキャモンの発育曲線 _{（第Ⅱ部第1章　図1-2　p.44参照）} に示されているように身長，体重さらに各種臓器の発育は乳児期に比べると緩慢になります。しかし，神経系の発育は著しく，脳の重量は4～5歳で成人の80％となります。これに伴い，言語，知能，情緒，社会性は大きく発達します。このことから，食事は栄養的充実を図ることはもちろん，幼児の精神生活を支えるものでなければなりません。食事を通して学ぶマナーやルールなどの社会性は幼児期に身につけることで以後の小・中学校における集団生活が円滑に送れるようになります。こうしたことから，幼児期における「食育」の重要性が叫ばれています。

2）栄養アセスメント

　① 偏食：自我意識や自立心が芽生え始める3歳頃から，食物に対する好き嫌いを示す子どもが出てきます。偏食は一過性の場合も多く矯正することに必死にならず，代替食品を利用することで栄養面の充実をはかりつつ気長に原因を取り除いていくことが大切です。

　② 食欲不振：偏食と同時期に食欲不振や小食，むら食い，遊び食べなどの食べ方に関する悩みをもつ親が多くなりますが，元気に活動しているのであれば一回一回の食事量を気にせず，おおらかに子どもと接することが重要です。

　③ むし歯：乳歯が生え揃う2歳半頃から永久歯が生え始める6歳までの乳歯列期は，むし歯を予防する歯磨き習慣を身につけさせる大切な時期です _{（第Ⅱ部第1章　図1-5　p.46参照）}。永久歯をむし歯や歯周病から守る適切な歯磨き習慣をこの時期にしっかり身につけさせることが重要です。また，歯を丈夫にするカルシウムや良質たんぱく質を十分に摂取し，煮干やナッツ類のようなかたい食品を食べさせたり，生野菜や歯ごたえのある果物を摂取させることはだ液分泌を促し，咀しゃく力を鍛え口腔内衛生を向上させます。

　④ 食物アレルギー：幼児期のアレルギーは成長するに伴い軽減し，治っていく例も多いものですが，重症例も稀ではないため個別に対応する必要があります。食物アレルギーの原因食品は，鶏卵，乳・乳製品，小麦，そば，魚卵などです。

3）栄養ケア

　① 食事摂取基準：幼児期の推定エネルギー必要量は身体活動に必要なエネルギー量に加えて，成長期であることから，組織増加分のエネルギーを余分に摂取する必要があります。

　　推定エネルギー必要量（kcal/日）＝ 基礎代謝量（kcal/日）× 身体活動レベル ＋ エネルギー蓄積量

　② 保育所給食：保育所給食は発育と健康の保持・増進のためばかりでなく健全な食習慣の形成，食を通した豊かな人間性の育成や情緒的安定を育むきわめて重要な意義をもっています。保育所栄養士は保護者と連携をとりつつ幼児一人ひとりと対応していくことが求められます。1～2歳児は完全給食，3～5歳児は主食を除くおかず給食とおやつで1日の食事摂取基準の50％の栄養量を満たす献立が必要となります _{（実習参照）}。

演習　栄養カルタをつくってみよう ――――――――――――――○

用具
□A4厚紙　100枚　　□カラーマジック（12または24色）　　□ラミネート加工機

方法
①文字用の厚紙は，右上に○を書いて文字を入れ，余白に文字を書く。
②絵用の厚紙は，左上に○を書いて文字を入れ，余白に絵を描く。

ポイント
・文字は1人何文字かを割り当ててもよいし，グループワークとしてもよい。
・絵はラミネート加工すると丈夫になる。

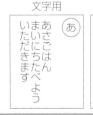

文字用	絵用
いまあさ たいいさ だにごはん きたまた すべよう（あ）	（あ）朝ごはんを食べている絵を描く

実 習　幼児期の調理・供食について学ぼう ──────○

献 立　分量（g）

A●春の献立

昼 三色丼	
精白米	50
若鶏・もも・皮つき	25
しょうが	1
こいくちしょうゆ	3
上白糖	5
鶏卵・全卵 – 生	25
上白糖	2
食塩	0.2
ほうれんそう	50
こいくちしょうゆ	1
すまし汁	
糸みつば	5
まいたけ	10
かつおだし	120
食塩	0.7
ごま酢和え	
きゅうり	10
だいこん	20
にんじん	3
ごま – すり	5
穀物酢	5
上白糖	5
うすくちしょうゆ	1
間 **豆腐白玉**	
白玉粉	30
絹ごし豆腐	30
きな粉・全粒大豆	6
上白糖	5
牛乳	
普通牛乳	120

B●夏の献立

昼 パン	
ロールパン	40
夏野菜のスープパスタ	
マカロニ・乾	20
ベーコン	5
たまねぎ	30
にんじん	5
なす	10
パプリカ	5
ブロッコリー	15
トマト	15
オリーブ油	2
固形コンソメ	2
キャベツのサラダ	
キャベツ	20
きゅうり	10
にんじん	2
ツナ缶	10
マヨネーズ・全卵型	3
かぼちゃの甘煮	
かぼちゃ	50
上白糖	3
バター	2
果物	
すいか	80
間 **ずんだ餅**	
もち米	25
えだまめ	30
上白糖	5
食塩	0.1
牛乳	
普通牛乳	120

C●秋の献立

昼 ごはん	
精白米	50
鮭のチャンチャン焼き	
生鮭	30
キャベツ	20
にんじん	5
たまねぎ	30
こまつな	10
みそ	5
上白糖	5
サラダ油	3
きのこ汁	
まいたけ	15
えのきたけ	15
こねぎ	5
かつおだし	130
みそ	8
さつまいもの甘煮	
さつまいも	40
干しぶどう	5
上白糖	5
果物	
かき – 果実	40
間 **フレンチトースト**	
フランスパン	30
鶏卵・全卵 – 生	10
上白糖	3
普通牛乳	20
サラダ油	4
ココア	
ピュアココア	5
普通牛乳	120
上白糖	5

D●冬の献立

昼 ごはん	
精白米	50
ミートボールシチュー	
うしひき肉	8
ぶたひき肉	7
たまねぎ	20
バター	2
パン粉 – 乾燥	3
鶏卵・全卵 – 生	4
にんじん	15
じゃがいも	15
普通牛乳	50
コーンスターチ	2
固形コンソメ	2
ほうれん草のピーナッツ和え	
ほうれんそう	50
ピーナッツバター	4
上白糖	5
こいくちしょうゆ	1
かつおだし	5
果物	
りんご	50
間 **大豆入りかりんとう**	
小麦粉	15
だいず – 乾	10
ベーキングパウダー	0.8
普通牛乳	10
サラダ油	5
黒砂糖	10
水	10
牛乳	
普通牛乳	120

食事摂取基準・献立の栄養価

			エネルギー (kcal)	たんぱく質 (g)	脂質 (g)	脂質 (%E)	飽和脂肪酸 (%E)	n-6系脂肪酸 (g)	n-3系脂肪酸 (g)	炭水化物 (g)	炭水化物 (%E)	食物繊維 (g)	ビタミンA (µgRAE)	ビタミンD (µg)	ビタミンE (mg)
食事摂取基準 (身体活動Ⅱ)	男	1～2歳	950	20	20～30（％E）		—	4	0.7	50～65（％E）		—	400	3.0	3.0
	男	3～5歳	1,300	25			10以下	6	1.1			8以上	450	3.5	4.0
	女	1～2歳	900	20			—	4	0.8			—	350	3.5	3.0
	女	3～5歳	1,250	25			10以下	6	1.0			8以上	500	4.0	4.0
献立の栄養価		A	625	23.7	16.9	24.3	8.0	3.5	0.3	93.2	60.5	5.0	371	1.4	2.6
		B	615	20.9	19.0	27.8	10.4	2.6	0.4	90.9	58.6	6.8	224	0.7	3.2
		C	706	23.9	17.8	22.7	7.1	3.5	0.9	115.2	63.7	7.0	157	11.1	2.6
		D	690	20.8	22.2	29.0	10.4	4.0	0.7	100.8	58.9	6.1	367	0.7	2.7

			ビタミンK (µg)	ビタミンB₁ (mg)	ビタミンB₂ (mg)	ナイアシン (mgNE)	ビタミンB₆ (mg)	ビタミンB₁₂ (µg)	葉酸 (µg)	パントテン酸 (mg)	ビオチン (µg)	ビタミンC (mg)	食塩相当量 (g)	カリウム (mg)	カルシウム (mg)
食事摂取基準 (身体活動Ⅱ)	男	1～2歳	50	0.5	0.6	6	0.5	0.9	90	3	20	40	3.0未満	900	450
	男	3～5歳	60	0.7	0.8	8	0.6	1.1	110	4		50	3.5未満	1,000	600
	女	1～2歳	60	0.5	0.5	5	0.5	0.9	90	4		40	3.0未満	900	400
	女	3～5歳	70	0.7	0.8	7	0.6	1.1	110	4		50	3.5未満	1,000	550
献立の栄養価		A	222	0.3	0.6	10.8	0.4	1.2	198	2.0	17.6	34	1.4	1,069	325
		B	75	0.4	0.4	8.3	0.5	0.5	232	2.2	11.1	69	1.8	1,042	215
		C	61	0.3	0.5	12.6	0.6	2.8	129	2.8	19.3	58	2.5	1,176	253
		D	154	0.4	0.5	8.3	0.6	0.8	173	2.4	14.4	38	1.5	1,390	308

			マグネシウム (mg)	リン (mg)	鉄 (mg)	亜鉛 (mg)	銅 (mg)	マンガン (mg)	ヨウ素 (µg)	セレン (µg)	クロム (µg)	モリブデン (µg)	動物性脂質比率 (%)	動物性たんぱく質比率 (%)
食事摂取基準 (身体活動Ⅱ)	男	1～2歳	70	500	4.5	3	0.3	1.5	50	10		10		
	男	3～5歳	100	700	5.5	4	0.4		60	15				
	女	1～2歳	70	500	4.5	3	0.3		50	10				
	女	3～5歳	100	700	5.5	3	0.3		60					
献立の栄養価		A	134	425	4.4	3.5	0.5	1.2	27	29	3	91	63.3	47.2
		B	94	352	2.4	2.6	0.4	1.1	20	18	5	104	42.6	29.7
		C	103	443	3.3	2.7	0.6	1.0	28	38	2	58	35.4	52.4
		D	117	410	3.4	3.4	0.5	1.1	33	14	6	85	53.6	44.0

保育所における給与栄養目標量（1日当たり）〔例〕

	エネルギー (kcal)	たんぱく質 (%E)	脂質 (%E)	カリウム (mg)	カルシウム (mg)	鉄 (mg)	ビタミンA (µgRAE)	ビタミンB₁ (mg)	ビタミンB₂ (mg)	ビタミンC (mg)

●1～2歳児の給与栄養目標量（完全給食・おやつ含む）

	エネルギー (kcal)	たんぱく質 (%E)	脂質 (%E)	カリウム (mg)	カルシウム (mg)	鉄 (mg)	ビタミンA (µgRAE)	ビタミンB₁ (mg)	ビタミンB₂ (mg)	ビタミンC (mg)
食事摂取基準（A）	1,000	10～20	20～30	900	400	4.5	400	0.50	0.60	40
昼食＋おやつの比率（B）%	50	50	50	50	50	50	50	50	50	50
保育所における給与栄養目標量（C＝A×B/100）	500	13～25	11～16	450	200	2.3	200	0.25	0.30	20

●3～5歳児の給与栄養目標量（副食・おやつ含む）

	エネルギー (kcal)	たんぱく質 (%E)	脂質 (%E)	カリウム (mg)	カルシウム (mg)	鉄 (mg)	ビタミンA (µgRAE)	ビタミンB₁ (mg)	ビタミンB₂ (mg)	ビタミンC (mg)
食事摂取基準（A）	1,300	10～20	20～30	1,100	600	5.5	450	0.70	0.80	45
昼食＋おやつの比率（B）%	50	50	50	50	50	50	50	50	50	50
1日の給与栄養目標量（C＝A×B/100）	650	16～32	14～22	550	300	2.8	225	0.35	0.40	23
家庭から持参する主食（米飯110g）の栄養量（D）	185	3	0.3	32	3	0.1	0	0.02	0.01	0
保育所における給与栄養目標量（E＝C－D）	465	13～29	14～22	520	300	2.7	225	0.33	0.39	23

注）たんぱく質，脂質：総エネルギーに対する比率から算出した値として幅をもたせる。
　　昼食でおおむね1日の1/3，おやつで1日の10～20％程度の栄養目標量を給与する。
出典）「日本人の食事摂取基準（2020年版）」「児童福祉施設における「食事摂取基準」を活用した食事計画について」

6. 幼児期の栄養

─65─

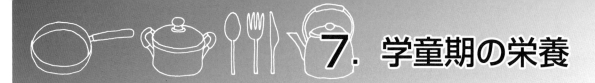

7. 学童期の栄養

1) 学童期の特性

　学童期とは，満6歳から11歳までの時期をいい，男子と女子の間に発育面での格差が出始める時期です。この期間は幼児期に比べて発育のスピードが穏やかになります。自立した行動をとるようになることから食生活における自己管理能力を身につけさせる重要な時期です。

　① 発育・発達：学童期前半（6～9歳頃）は，身長・体重ともにほぼ一定した穏やかな増加を示します。1年間に身長では5～6cm，体重では2.5～3kgの増加を示し，男子のほうが女子を上回っています（第Ⅱ部第1章　図1-4　p.45参照）。しかし，女子は9歳頃から第二次発育急進期に入り10～11歳では身長・体重ともに男子を上回ります。

　② 精神発達：学童期前半は多くの面で養育者に依存的ですが，後半には自主性や独立心が高まり，生活全般の自己管理能力がついてきます。また学校生活を通して協調性や自己抑制力も身につき急速に社会性が育つ時期でもあります。

2) 栄養アセスメント

　① 欠食：学童期は消化器機能の発達がまだ完全ではありませんので3食をきちんと摂取し，さらに間食によって不足しがちな栄養素を補う必要があります。約10%の学童に朝食の欠食が認められ，望ましい生活習慣が身についておらず，偏食傾向があり，お菓子やスナック菓子，嗜好飲料の摂取に気遣いしていないことがわかりました。

　② 肥満：学童期の肥満傾向児出現率は男子で9歳から9%を超え，15歳で11.4%，女子では11歳で8%を超えています（学校保健統計調査，2013年）。肥満傾向児の血液性状は総コレステロールや中性脂肪が高く，HDLコレステロールは低い傾向にあるので，学童期肥満は早期の適切な対策が必要です。

3) 栄養ケア

　① 食事摂取基準：学童期の子どもの中にも身体活動度の低い者がみられるようになったため，成人同様3区分としてあります。

　② 学校給食の栄養基準：「日本人の食事摂取基準（2015年版）」で示された推奨量の33%を基本にしていますが，家庭で不足しがちな栄養素については学校給食で補うように配慮されています。

　③ 食育：学童期の子どもの食をめぐる諸問題は多様化しており，成長期でもあることから生涯にわたる健康への影響が懸念されています。こうしたことから，小学校では学校全体で目標を定め体系的，系統的に食育を推進することが重要とされ，栄養教諭の力量が問われています。

演習　栄養紙芝居をつくってみよう

用具
□A3厚紙　30～50枚　□カラーマジック（12または24色）　□絵具　□クレヨン　□ラミネート加工機

方法
①数人のグループをつくり，グループごとにテーマを決める。　　②ストーリーを考える
③絵を描く。最後の絵の裏に1枚目の絵の文章を書き，1枚目の絵の裏に2枚目の絵の文書を書く。以下同様に描き進める。

ポイント
・1つのストーリーにつき厚紙約10枚とする。　　・ラミネート加工すると丈夫になる。

テーマの例
・ピーマン，にんじん，玉ねぎなどの野菜が嫌いな子どものためのストーリー
・歯磨きを毎食後きちんとできるようなストーリー
・バランスのよい食事になるよう何でも食べるためのストーリー

実 習　学童期の調理・供食について学ぼう

献 立　分量（g）

A ●小学校給食1, 2年生用（ひなまつり献立）

昼　五目ちらし寿司
精白米	60
米酢	5
上白糖	3
食塩	0.5
にんじん	6
乾ししいたけ-乾	1
上白糖	2
こいくちしょうゆ	2
錦糸卵　鶏卵-全卵-生	25
むきえび	25
さやえんどう	10

すまし汁
糸みつば	5
花麩	3
かつおだし	150
食塩	0.5

こんにゃくと人参の炒め煮
こんにゃく	50
にんじん	30
サラダ油	4
赤みそ	3
上白糖	3
かつおだし	50

桜もち
桜もち	50

牛乳
普通牛乳	210

B ●小学校給食3, 4年生用（七夕献立）

昼　冷やし中華
中華めん-ゆで	100
錦糸卵　鶏卵-全卵-生	25
きゅうり	30
ロースハム	15
トマト	50
穀物酢	20
ごま油	2
こいくちしょうゆ	8
上白糖	5

大学いも
さつまいも	70
サラダ油-揚げ油	5
上白糖	5
黒ゴマ	1

こまつなの煮びたし
こまつな	50
本みりん	3
上白糖	5
こいくちしょうゆ	3
かつおだし	50

ぶどうゼリー
ぶどうジュース	50
ゼラチン	1
クリーム	1

牛乳
普通牛乳	210

C ●小学校給食5, 6年生用（クリスマス献立）

昼　ご飯
精白米	70

若鶏の唐揚げドラムスティック
手羽元（2本）	60
酒	10
こいくちしょうゆ	7
しょうが-汁	3
サラダ油-揚げ油	5

スティック野菜のサラダ
きゅうり	30
セロリ	30
ミニトマト	30
ツナ缶	10
マヨネーズ・全卵型	3

ミネストローネ
ベーコン	3
たまねぎ	20
にんじん	5
セロリ	5
じゃがいも	40
さやいんげん	5
オリーブ油	2
固形コンソメ	1

豆乳プリン
豆乳	50
上白糖	7
ゼラチン	1
スキムミルク	5
いちご	15

牛乳
普通牛乳	210

D ●中学校給食（敬老の日献立）

昼　ご飯
精白米	90

揚げ豆腐の千草あんかけ
木綿豆腐	80
にんじん	7
さやえんどう	7
えのきたけ	20
こいくちしょうゆ	5
本みりん	5
かつおだし	70
かたくり粉／水	1 /5
サラダ油-揚げ油	5

みそ汁
なめこ-ゆで	10
こまつな	15
みそ	12
かつおだし	150

ぶただいこん
ぶた肉	30
だいこん	70
こねぎ	3
しょうが	1
酒	7
上白糖	3
こいくちしょうゆ	5
サラダ油	5

はちみつレモン羹
寒天	0.5
はちみつ	25
みかん缶	6
キウイフルーツ	5
水	70

牛乳
普通牛乳	210

食事摂取基準・献立の栄養価

		エネルギー (kcal)	たんぱく質 (g)	脂質 (g)	脂質 (%E)	飽和脂肪酸 (%E)	n-6系脂肪酸 (g)	n-3系脂肪酸 (g)	炭水化物 (g)	炭水化物 (%E)	食物繊維 (g)	ビタミンA (µgRAE)	ビタミンD (µg)	ビタミンE (mg)
食事摂取基準 (身体活動Ⅱ)	男 6～7歳	1,550	30	20～30（%E）		10以下	8	1.5	50～65（%E）		10以上	400	4.5	5.0
	8～9歳	1,850	40				8	1.5			11以上	500	5.0	5.0
	10～11歳	2,250	45				10	1.6			13以上	600	6.5	5.5
	12～14歳	2,600	60				11	1.9			17以上	800	8.0	6.5
	女 6～7歳	1,450	30				7	1.3			10以上	400	5.0	5.0
	8～9歳	1,700	40				7	1.3			11以上	500	5.0	5.0
	10～11歳	2,100	50				8	1.6			13以上	600	8.0	5.5
	12～14歳	2,400	55				9	1.6			17以上	700	9.5	6.0
	A	649	23.8	15.9	22.1	8.8	2.4	0.4	100.6	63.3	4.6	384	1.2	1.7
	B	656	22.0	21.7	27.8	10.6	3.9	0.5	91.6	56.8	4.8	284	1.2	3.3
	C	777	30.8	29.0	33.6	10.7	4.7	0.7	92.7	50.6	3.0	181	1.2	2.5
	D	864	29.9	27.8	29.0	8.9	6.3	1.1	120.6	57.2	6.5	411	0.8	4.9

		ビタミンK (µg)	ビタミンB₁ (mg)	ビタミンB₂ (mg)	ナイアシン (mgNE)	ビタミンB₆ (mg)	ビタミンB₁₂ (µg)	葉酸 (µg)	パントテン酸 (mg)	ビオチン (µg)	ビタミンC (mg)	食塩相当量 (g)	カリウム (mg)	カルシウム (mg)
食事摂取基準 (身体活動Ⅱ)	男 6～7歳	80	0.8	0.9	9	0.8	1.3	140	5	30	60	4.5未満	1,300	600
	8～9歳	90	1.0	1.1	11	0.9	1.6	160	6	30	70	5.0未満	1,500	650
	10～11歳	110	1.2	1.4	13	1.1	1.9	190	6	40	85	6.0未満	1,800	700
	12～14歳	140	1.4	1.6	15	1.4	2.4	240	7	50	100	7.0未満	2,300	1,000
	女 6～7歳	90	0.8	0.9	8	0.7	1.3	140	5	30	60	4.5未満	1,200	550
	8～9歳	110	0.9	1.0	10	0.9	1.6	160	5	30	70	5.0未満	1,500	750
	10～11歳	140	1.1	1.3	10	1.1	1.9	190	6	40	85	6.0未満	1,800	750
	12～14歳	170	1.3	1.4	14	1.3	2.4	240	6	50	100	6.5未満	1,900	800
	A	38	0.3	0.5	9.9	0.3	1.9	57	2.5	14.2	11	2.4	735	316
	B	134	0.4	0.6	8.5	0.5	1.2	138	3.0	18.0	61	2.5	1,275	406
	C	64	0.3	0.6	13.4	0.7	1.1	99	3.1	13.1	50	2.1	1,295	346
	D	262	0.7	0.7	16.0	0.6	1.6	192	3.0	14.3	57	3.6	1,261	546

		マグネシウム (mg)（配慮する）	リン (mg)	鉄 (mg)	亜鉛 (mg)	銅 (mg)	マンガン (mg)	ヨウ素 (µg)	セレン (µg)	クロム (µg)	モリブデン (µg)	動物性脂質比率 (%)	動物性たんぱく質比率 (%)
食事摂取基準 (身体活動Ⅱ)	男 6～7歳	130	900	5.5	5	0.4	2.0	75	15	—	15		
	8～9歳	170	1,000	7.0	6	0.5	2.5	90	20		20		
	10～11歳	210	1,100	8.5	7	0.6	3.0	110	25				
	12～14歳	290	1,200	10.0	10	0.8	4.0	140	30		25		
	女 6～7歳	130	800	5.5	4	0.4	2.0	75	15		15		
	8～9歳	160		7.5	5	0.5	2.5	90	20				
	10～11歳	220	1,000	月経なし 8.5	6	0.6	3.0	110	25		25		
	12～14歳	290		月経あり 12.0	8	0.8	4.0	140	30				
	A	72	439	2.2	2.9	0.4	0.7	41	37	1	57	66.7	61.3
	B	85	436	3.2	2.1	0.3	0.7	41	37	3	30	60.4	56.8
	C	99	527	2.3	3.4	0.4	1.0	43	19	3	99	61.4	69.1
	D	200	582	5.6	4.1	0.4	1.4	40	29	3	118	45.0	42.8

児童または生徒1人1回あたりの学校給食摂取基準　（学校給食実施基準, 2018年, 文部科学省告示第162号）

	エネルギー (kcal)	たんぱく質 (%)	脂質 (%)	ナトリウム(食塩相当量) (g)	カルシウム (mg)	鉄 (mg)
児童（6～7歳）	530	学校給食による摂取エネルギー全体の13%～20%	学校給食による摂取エネルギー全体の20%～30%	2未満	290	2.5
児童（8～9歳）	650			2未満	350	3
児童（10～11歳）	780			2.5未満	360	4
生徒（12～14歳）	830			2.5未満	450	4

	ビタミンA (µgRE)	ビタミンB₁ (mg)	ビタミンB₂ (mg)	ビタミンC (mg)	食物繊維 (g)	マグネシウム (mg)
児童（6～7歳）	170	0.3	0.4	20	4以上	40
児童（8～9歳）	200	0.4	0.4	20	5以上	50
児童（10～11歳）	240	0.5	0.5	25	5以上	70
生徒（12～14歳）	300	0.5	0.6	30	6.5以上	120

（注）　1　表に掲げるもののほか, 次に掲げるものについても示した摂取について配慮すること。亜鉛…児童（6～7歳）2mg, 児童（8～9歳）2mg, 児童（10～11歳）2mg, 生徒（12～14歳）3mg。
　　　　2　この摂取基準は, 全国的な平均値を示したものであるから, 適用に当たっては, 個々の健康及び生活活動等の実態並びに地域の実情等に十分配慮し, 弾力的に運用すること。
　　　　3　献立の作成に当たっては, 多様な食品を適切に組み合わせるよう配慮すること。

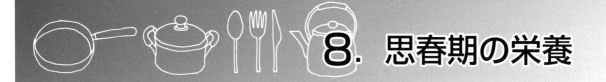

8. 思春期の栄養

1）思春期の特性

　思春期は，8・9歳から17・18歳頃までとされていて，学童期から成人期の移行期です。身体発育促進，体型の変化，第二次性徴が現れ，異性への関心が高まる頃です。この時期は，急速な成長・発育のため十分な栄養の摂取が必要です。また，スポーツ，運動などにより身体の活動量も増加するため，消費量に見合った栄養の補給も必要となります。加えて，将来において健康な人生を過ごすための準備期間であるため，栄養必要量はヒトの一生のうち最も多くなります。特に女子は，将来，妊娠，出産を控えていて，適切な栄養素を十分摂取できるような栄養的にバランスのとれた食生活が重要です。

① 初潮 (図8-1)

　初潮年齢は，個人差はありますが，1997年以降，12歳2か月前後で推移しています。

② 神経性食欲不振症 (表8-1)

　極端な痩身願望やボディイメージの歪み，肥満恐怖から食欲を制限してしまう拒食，やせと低栄養を特徴とする摂食障害です。

③ 思春期の貧血

　女子に多く，その多くは鉄欠乏性貧血です。原因として，身体の急激な発育に伴う鉄需要の増加，月経開始による鉄損失に加え朝食欠食，偏食，バランスの悪い食生活があげられます。3度の食事で鉄を多く含む食品を十分に摂取することが大切ですが，合わせてたんぱく質，ビタミンB₁₂，葉酸，銅の摂取，鉄の吸収を促進するビタミンCをとることが重要になります。タンニンやフィチン酸は鉄の吸収を妨げるので，食品の組み合わせが重要です。

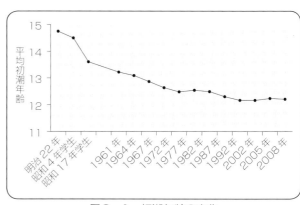

図8-1　初潮年齢の変化
出典）大阪大学人間科学部：第12回全国初潮調査結果（2011）

表8-1　神経性食欲不振症の診断基準

1．標準体重の－20％以上のやせ
2．食行動の異常（不食，大食，隠れ食いなど）
3．体重や体型についての歪んだ認識 　（体重増加に対する極端な恐怖など）
4．発症年齢：30歳以下
5．（女性ならば）無月経
6．やせの原因と考えられる器質性疾患がない

備考）1，2，3，5は既往歴を含む（例えば－20％以上のやせがかつてあれば，現在はそうでなくても基準を満たすとする）。6項目すべてを満たさないものは疑診例として経過観察する。
出典）厚生労働省特定疾患・神経性食欲不振症調査研究班

2）栄養アセスメント

　成長・発育の評価指標は身長，体重，体格指数（小学生〜中学生：ローレル指数，高校生以上：BMI），体重の変化，体組成（体脂肪，骨密度）など身体計測があげられます。また，臨床検査は血圧，血清たんぱく質，血清脂質，赤血球数，ヘモグロビン，ヘマトクリット，血清フェリチン，尿たんぱく・尿糖などが指標となります。

　成長・発達に対応したエネルギー・栄養素の補給，栄養素の貯蔵能の保持，適切な栄養状態の維持，疾病予防，健康の維持・増進，自己管理能力の習得を行い，個々に応じた栄養ケアを行います。この時期はダイエット志向が高まり，不適切な食生活を行う者が多いので，適切な栄養確保，貧血の有無などの確認が必要となります。また，摂食障害が発症しやすい時期ですので，心身におけるアセスメントとケアが必要です。

3）栄養ケア

　① 食事摂取基準：エネルギーとたんぱく質は生涯において最大値を示します。急激な成長と活発な身体活動のため，良質なたんぱく質の確保が大切です。また，ミネラルではカルシウムと鉄が特に重要です。身長，体重の急速な増加に対応するため鉄の需要の増大が起こります。鉄の推奨量は，筋肉の発達のため，女性より男性が多くなっています。思春期女性では月経ありの数値が推奨量に適応されています。

　カルシウム，鉄ともにそれぞれ吸収率を高めるために，たんぱく質やビタミンを上手に組み合わせて，有利に利用できるように食べ方に注意をします。

　② 食習慣の自立：思春期の食生活の特徴として，食生活上のリズムの消失，食事内容の単調化，偏食などがあげらます。食習慣の自立期に移行し，生涯をかけての食習慣の自立の時期です。

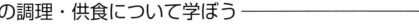

実習 思春期の調理・供食について学ぼう

献立　分量（g）

A●鉄の多い献立
貧血を予防しましょう
鉄, 動物性たんぱく質, ビタミンCを同時にとりましょう

朝

ご飯			
精白米	100		
目玉焼き			
鶏卵・全卵-生	50	ウスターソース	5
サラダ油	4		
野菜のソテー			
キャベツ	70	食塩	0.5
にんじん	20	白こしょう	0.01
アスパラガス	20	固形コンソメ	1
サラダ油	4	こいくちしょうゆ	0.5
いちごミルク			
いちご	80	普通牛乳	200

間

そらまめのゼリー			
そらまめ（生）	50	生クリーム	10
ゼラチン	1.5	上白糖	10
ロイヤルミルクティー			
紅茶・浸出液	100	普通牛乳	100

昼

ご飯			
精白米	100		
なめこのみそ汁			
かつおだし	120	長ねぎ	10
なめこ水煮缶	15	みそ	8
カットわかめ	0.5		
まぐろの照り焼き			
まぐろ	80	こいくちしょうゆ	6
本みりん	4	だいこん（おろし）	40
上白糖	2		
こまつなと生揚げの炒め煮			
こまつな	60	サラダ油	4
生揚げ	60	こいくちしょうゆ	5
赤とうがらし/しょうが	各少々	食塩	0.4
かつおだし	20	上白糖	4

間

ブルーベリーのヨーグルト			
ヨーグルト・全脂無糖	100	ブルーベリージャム	10

夕

ご飯			
精白米	100		
あさりのスープ			
あさり缶-水煮	15	固形コンソメ	1
にんじん	10	食塩	0.3
にら	10	こしょう	0.01
水	120		
ハンバーグ			
ぶたひき肉	30	サラダ油	0.5
うしひき肉	20	パン粉-半生	3
ぶた肝臓	10	普通牛乳	5
しそ葉	1	鶏卵・全卵-生	5
たまねぎ	15	サラダ油	3
(付) 野菜			
キャベツ	20		
(付) ソース			
トマトケチャップ	5	ウスターソース	5
さつまいものプルーンチーズ和え			
さつまいも	50	クリームチーズ	10
プルーン	10	マヨネーズ・全卵型	4
えだまめ-冷凍	10		

B●カルシウムの多い献立
骨量をふやしましょう
カルシウム, 動物性たんぱく質, ビタミンDを同時にとりましょう

朝

ご飯			
精白米	100		
巣ごもり卵			
鶏卵・全卵-生	60	食塩	0.3
ほうれんそう	70	こしょう	0.01
サラダ油	4		
(付) 野菜			
ミニトマト	30	バター	1
スナップえんどう	20	こしょう	0.01
牛乳			
低脂肪牛乳	250		
果物			
キウイフルーツ	100		

間

フルーツヨーグルト			
バナナ	40	もも缶	15
りんご	25	ヨーグルト・脱脂加糖	100

昼

わかめのご飯			
精白米	100	食塩	0.3
カットわかめ	1		
豆腐のハンバーグ			
木綿豆腐	100	鶏卵・全卵-生	5
ぶたひき肉	50	パン粉-半生	5
たまねぎ	40	食塩	0.9
サラダ油	1.5	こしょう	0.01
生しいたけ	5	サラダ油	6
おろしポン酢			
だいこん	50	ぽん酢しょうゆ	10
ごぼうのサラダ			
ごぼう	40	マヨネーズ・全卵型	6
にんじん	10	練りマスタード	1.5
きゅうり	15	白ごま	2
食塩	0.3	サラダ菜	10
こしょう	0.01		
果物			
オレンジ	50		

夕

しらす入りご飯			
精白米	100	こいくちしょうゆ	1
酒	8	しらす干し-半乾燥品	1.5
こいくちしょうゆ	5	さくらえび	0.5
かぶ・葉	25		
めかじきのみそ漬け			
めかじき	80	長ねぎ	5
こいくちしょうゆ	2	みそ	4
酒	2	本みりん	2
おから煮			
おから	50	かつおだし	25
にんじん	20	普通牛乳	60
長ねぎ	10	上白糖	4
乾しいたけ	1	こいくちしょうゆ	5
サラダ油	4		
かぶのあけぼの煮			
かぶ	60	食塩	0.2
水	15	にんじん	30
固形コンソメ	1	生クリーム	10
マーガリン	2	こしょう	0.01

食事摂取基準・献立の栄養価

			エネルギー (kcal)	たんぱく質 (g)	脂質 (g)	脂質 (%E)	飽和脂肪酸 (%E)	n-6系脂肪酸 (g)	n-3系脂肪酸 (g)	炭水化物 (g)	炭水化物 (%E)	食物繊維 (g)	ビタミンA (μgRAE)	ビタミンD (μg)	ビタミンE (mg)
食事摂取基準 (身体活動Ⅱ)	男	12〜14歳	2,600	60	20〜30 (%E)		10以下	11	1.9	50〜65 (%E)		17以上	800	8.0	6.5
		15〜17歳	2,800	65			8以下	13	2.1			19以上	900	9.0	7.0
	女	12〜14歳	2,400	55			10以下	9	1.6			17以上	700	9.5	6.0
		15〜17歳	2,300				8以下					18以上	650	8.5	5.5
献立の栄養価	A		2,414	98.2	68.6	25.6	7.9	12.6	2.4	338.3	58.2	13.7	2,007	7.8	8.8
	B		2,373	88.7	64.7	24.6	6.3	13.6	3.0	348.6	60.5	23.4	1,022	9.9	13.8

			ビタミンK (μg)	ビタミンB₁ (mg)	ビタミンB₂ (mg)	ナイアシン (mgNE)	ビタミンB₆ (mg)	ビタミンB₁₂ (μg)	葉酸 (μg)	パントテン酸 (mg)	ビオチン (μg)	ビタミンC (mg)	食塩相当量 (g)	カリウム (mg)	カルシウム (mg)
食事摂取基準 (身体活動Ⅱ)	男	12〜14歳	140	1.4	1.6	15	1.4	2.4	240	7	50	100	7.0未満	2,300	1,000
		15〜17歳	160	1.5	1.7	17	1.5						7.5未満	2,700	800
	女	12〜14歳	170	1.3	1.4	14	1.3			6			6.5未満	1,900	800
		15〜17歳	150	1.2		13								2,000	650
献立の栄養価	A		328	1.3	1.9	50.9	2.2	16.9	608	8.7	53.0	161	7.2	3,285	939
	B		393	1.3	1.7	36.5	2.0	4.2	493	8.0	47.0	204	7.5	4,030	1,000

			マグネシウム (mg)	リン (mg)	鉄 (mg)	亜鉛 (mg)	銅 (mg)	マンガン (mg)	ヨウ素 (μg)	セレン (μg)	クロム (μg)	モリブデン (μg)	動物性脂質比率 (%)	動物性たんぱく質比率 (%)
食事摂取基準 (身体活動Ⅱ)	男	12〜14歳	290	1,200	10.0	10	0.8	4.0	140	30	—	25		
		15〜17歳	360			12	0.9	4.5		35		30		
	女	12〜14歳	290	1,000	月経なし 8.5　月経あり 12.0	8	0.8	4.0		30		25		
		15〜17歳	310	900	月経なし 7.0　月経あり 10.5		0.7	3.5		25				
献立の栄養価	A		315	1,611	17.7	12.9	1.7	4.5	135	122	7	366	48.5	56.9
	B		499	1,528	11.1	11.8	1.7	4.2	148	105	8	306	32.6	55.1

8. 思春期の栄養

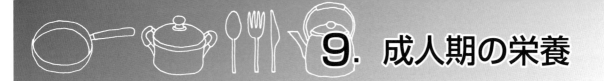

9. 成人期の栄養

1) 成人期の特性 (図9-1)

　成人期は，青年期（18～29歳），壮年期（30～49歳），中年期（50～64歳）に区分されます。精神的，社会的に充実しますが，生活習慣の不摂生が否めない時期です。壮年期より生理的退行性変化が生じ，筋肉などの徐脂肪量が減少します。生活習慣病発症が懸念されます。

　壮年期以降，男女ともに肥満，糖尿病が強く疑われる者，睡眠時間が6時間未満の者が増加します。男性の問題では，飲酒習慣と喫煙習慣，20～39歳の朝食欠食（30％以上）です。女性は生活習慣病のリスクを高める飲酒の増加傾向と低体重が問題です。成人期は，運動習慣は低く運動不足が問題視されます。若い世代ほど，主食・主菜・副菜を組み合わせた食事を食べていない傾向にあります。脂肪エネルギー比率，食塩は過剰摂取ですが，野菜の摂取量は目標量350gをいまだ満たしていません。

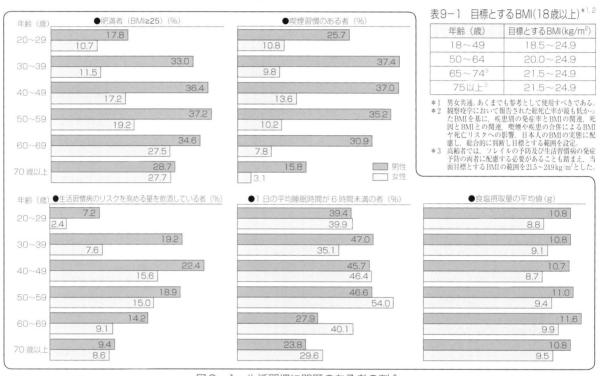

表9-1　目標とするBMI（18歳以上）[*1,2]

年齢（歳）	目標とするBMI(kg/m^2)
18～49	18.5～24.9
50～64	20.0～24.9
65～74[3]	21.5～24.9
75以上[3]	21.5～24.9

*1　男女共通。あくまでも参考として使用すべきである。
*2　観察疫学において報告された総死亡率が最も低かったBMIを基に，疾患別の発症率とBMIの関連，死因とBMIとの関連，喫煙や疾患の合併によるBMIや死亡リスクへの影響，日本人のBMIの実態に配慮し，総合的に判断し目標とする範囲を設定。
*3　高齢者では，フレイルの予防及び生活習慣病の発症予防の両者に配慮する必要があることも踏まえ，当面目標とするBMIの範囲を21.5～24.9kg/m^{2}とした。

図9-1　生活習慣に問題のある者の割合
出典）厚生労働省：平成30年　国民健康・栄養調査の概要より作成

2) 栄養アセスメント (図9-2)

　メタボリックシンドロームの診断基準を活用し，予防を心がけます。体格（肥満，低体重）の評価はBMI，内臓脂肪型肥満の評価は体脂肪率，腹囲，ウエスト/ヒップ比を用います。糖尿病，高血圧，脂質異常症の臨床検査を行います。食事記録より個々の栄養摂取状況の実態を把握します。

腹囲（へそまわり）
男性　85 cm 以上
女性　90 cm 以上

内臓脂肪面積　男女とも100 cm^2 以上に相当（CT スキャンなどで内臓脂肪面積を精確に測定するのが望ましい。）

＋

下記うち2項目以上
血圧
収縮期 130 mmHg 以上
かつ/または
拡張期 85 mmHg 以上

空腹時の血糖値
110 mg/dL 以上

中性脂肪 150 mg/dL 以上 かつ/または **HDL コレステロール** 40 mg/dL 未満

図9-2　メタボリックシンドロームの診断基準

3) 栄養ケア (表9-1)

　体重は目標とするBMIを維持し，エネルギー必要量と各栄養素量は「日本人の食事摂取基準（2020年版）」に準拠します。摂取と消費のエネルギーバランスを考慮し，積極的な日常活動や運動を行い，身体活動レベルはふつう（II）を推奨します。エネルギー量のみを減らす減量は避け，炭水化物と脂肪のエネルギー比率は目標量を心がけます。ビタミン類，カルシウム，鉄の摂取量に留意し，食物繊維は積極的に摂取します。1日3食を基本とします。純アルコールは20g/日（ビールなら約500mL）までを適量とします。砂糖の過剰摂取に注意し，野菜類，いもや豆類の摂取，薄味を心がけます。ストレスが緩和できる生活スタイルを心がけますが，規則的な生活が困難な場合は，個々のQOLを配慮した食生活を提案することも必要です。

演 習 栄養ポスターをつくってみよう ─────────○

🔍 目 的

・ポスターは集団に対し視覚を用いた栄養指導の媒体のひとつです。手づくりのポスターを作成し，作成手順や表現方法を身につけましょう。

✏️ 用 具

□白色または色厚画用紙（4つ切りまたはA3：ポスター地色） 1枚　　□カラーマジック　　□絵具
□クレヨン　　□色鉛筆　　□色画用紙　　□はさみ　　□のり　　□セロハンテープ　　□写真　など
●ポスターの地色，用紙サイズは設置箇所およびデザインに合わせ選択してください。

✋ 方 法

① 伝えたい内容を考えます。
② ポスターのコンセプトを考えます。
③ 図と文章のレイアウト，配色を考え，下書きします。
④ 全体像を確認し，伝えたいテーマが明確に表現できているか検討します。
⑤ ポスターを仕上げます。

💡 ポイント

□生活習慣を予防するテーマを1つ考える。
□対象者となる集団を設定（性別，年齢，職業など）する。
□ポスターの設置施設，場所を設定する。
□テーマのタイトルとコンセプトを決める。最も伝えたい内容の最も短い要約がタイトルである。対象者の注目を集めるコピー（言語表現）を考える。

□伝えたいことは1つか2つにする。文章は短く，簡略化しても，内容がわかるように工夫する。
□全体のレイアウトを決める。文字の形，大きさ，イラスト，図表の配置がポイントとなる。
□配色，装飾，色画用紙などで立体的な造形などの工夫などは，視覚に訴える。作成者のオリジナリティーが表現できる。背景と文字は反対色にする。

生活習慣病予防のテーマ

例）肥満の予防
・肥満とは？，肥満の分類，肥満の評価法，成人期の肥満の発生頻度，肥満になる原因，肥満を予防する生活習慣，食生活。
・肥満の危険性などから伝えたいことを考えてみましょう。

例）朝食をきちんと食べよう
・成人期の朝食の欠食状況，朝食の必要性，欠食の危険性。
・朝食献立の例，簡単クッキングの朝ごはんなど。

例）アルコールとの上手な付き合い方

項 目	内 容
テーマ	お酒との上手なお付き合い。
対象者	製造業で働く成人期の男女。
設置場所	社員食堂。忘年会のシーズンが始まる前の秋に掲示。
コンセプト	健康維持を目的とした酒の適量について伝える。飲酒量とアルコール度数より純アルコールが求まること。酒の種類により純アルコール量に違いがあることを伝える。
工夫した点	・全体的なデザインは栄養士が栄養指導をしている光景。その栄養士のキャラクターを設定。 ・栄養指導に耳を傾けてみたいと感じさせる，少し厳しいが，頼りがいのある栄養士をイメージ。 ・笑顔が魅力的な栄養士である。 ・文字の大きさを，注目度に合わせ変化させた。アルコール度数と純アルコール量，酒の種類別で異なることを表で示し，適量についての評価を行った点。

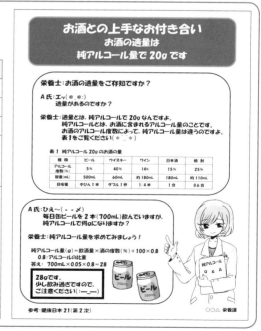

9. 成人期の栄養

10. 閉経期（更年期）の栄養

1）閉経期（更年期）の特性

　閉経は，女性の卵巣機能が完全に停止し，月経が永久に停止する生理現象です。日本の閉経の平均年齢は50.5歳です。更年期は「生殖期から非生殖期への移行期である」と定義され，男女ともにあります。女性の更年期は閉経期と同義で扱われています。閉経期は閉経をはさんだ前後5年間の10年間です。

① 更年期障害 （表10-1）

　更年期に現れる器質変化に起因しない症状を更年期症状とし，これらの症状の中で日常生活に支障する病態が更年期障害と定義されています。更年期障害は原因が不明な不定愁訴とし

表10-1　更年期障害の症状

1. 血管運動神経症状	のぼせ，ほてり，寒気，冷え，逆上感，失神感，動悸，頻脈，ため息
2. 感覚器症状	頭痛，頭重，めまい，耳鳴，目の疲れ
3. 運動器官症状	腰痛，肩こり，筋痛，背痛
4. 分泌異常症状	発汗，口内乾燥，唾液分泌増加，皮膚乾燥
5. 泌尿器症状	頻尿，排尿痛
6. 消化器症状	吐き気，嘔吐，食欲不振，胃部不快感，便秘，下痢
7. 精神神経症状	疲労，全身倦怠，脱力，いらいら，憂うつ，気分不良，不眠，振戦
8. その他	乳房痛，むくみ，帯下感，不正出血など

出典）太田博明編：更年期外来診療マネージメント，p.87，南江堂（2002）

て，閉経1年後から5年間みられます。更年期障害の症状には，のぼせ，冷え性，イライラ感，不安感，疲労感，頭痛，肩こりなどがあり，重症度や自覚症状に大きな個人差があります。

② 更年期症状評価 （表10-2）

　日本人女性に見合った更年期症状評価表は，更年期スコアが活用されています。この評価表は，更年期障害症状を点数化せず，21項目の症状の程度を確認し，重症度の判断や治療の効果判定に用いられます。

表10-2　日本人女性の更年期症状評価表にあげられた症状（強・弱・無で回答する）

1. 顔や上半身がほてる（熱くなる）	2. 汗をかきやすい	3. 夜なかなか寝付けない
4. 夜眠っていても目をさましやすい	5. 興奮しやすく，イライラすることが多い	6. いつも不安感がある
7. ささいなことが気になる	8. くよくよ，ゆううつなことが多い	9. 無気力で，つかれやすい
10. 眼が疲れる	11. ものごとを覚えにくかったり，ものわすれが多い	12. めまいがある
13. 胸がどきどきする	14. 胸がしめつけられる	15. 頭が重かったり，頭痛がよくする
16. 肩や首がこる	17. 背中や腰が痛む	18. 手足の節々（関節）のいたみがある
19. 腰や手足がひえる	20. 手足（指）がしびれる	21. 最近音に敏感である

出典）日本産婦人科学会生殖・内分泌委員会「日本人女性の更年期症状評価表」『日産婦誌』53，13〜14（2001）

③ 骨粗しょう症

　閉経後の全身の著しい変化のひとつに骨密度低下（骨格は変化せず，骨内部の構成要素が減少する）があげられます。骨密度低下は閉経前より少しずつ進行し，閉経前後数年間で性成熟期のおよそ半分となります。女性の場合には，閉経を境にして骨量が急速に減少するため，閉経期の骨粗しょう症予防は重要です。エストロゲンは骨の代謝を促進し，骨密度維持に作用します。

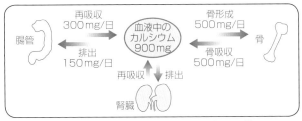

図10-1　血中のカルシウム濃度の調節

2）栄養ケア

　糖尿病，高血圧，脂質異常症，内臓脂肪蓄積型肥満，骨粗しょう症，乳がんなどの予防と更年期障害の軽減が重要です。更年期障害の治療には，周囲の理解と標準体重を維持する食事管理が鍵です。栄養基準は「日本人の食事摂取基準（2020年版）」に準じます。閉経期の区分は鉄摂取量のみです。不定愁訴が厳しいときは，中食や外食の提案をしますが，塩分，脂肪量に注意します。野菜の摂取はビタミン類や食物繊維を充足します。カルシウム補給には，牛乳や乳製品が有効です。過食や欠食を避け，菓子，清涼飲料水，果物のとり過ぎに注意します。料理ハーブの適度な利用は抗うつ，抗ストレス作用，日常生活へのメリハリに有効です。サプリメントは不明な点が多く課題が残りますが，更年期障害への大豆イソフラボンの有効性が認められ，2004年，特定保健用食品に許可されました。その使用量は30mg/日までに策定されています。

実習 閉経期の調理・供食について学ぼう

献立 分量（g）

A●簡単クッキング料理

調理手順を減らした料理，電子レンジの活用，調理器具など洗い物を減らす工夫，つくりおきができる惣菜の工夫，市販品の活用

朝　サンドウィッチ

品目	分量	品目	分量
ライ麦パン	80	レタス	10
バター	5	アルファルファもやし	5
ロースハム	10	マヨネーズ・全卵型	5
カテージチーズ（クリームタイプ）	10		

温野菜サラダハーブ風味

じゃがいも	30	食塩	0.1
ブロッコリー	40	ローズマリー（乾）	少々
ミニトマト	10		

果物

ぶどう	40	キウイフルーツ	40

ヨーグルト

ヨーグルト・全脂無糖	80	はちみつ	10

トマトジュース

トマトジュース-食塩無添加	150		

昼　海鮮親子丼

精白米	70	きゅうり	10
上白糖	8	しそ・葉	2
穀物酢	10	焼きのり	0.3
さけ（刺身）	30	こいくちしょうゆ	4
イクラ	10	練りわさび	3
厚焼きたまご（市販品）	25		

にんじんのきんぴら

にんじん	50	酒	3
セロリー	20	食塩	0.2
白ごま-いり	2.5	ごま油	6
本みりん	3		

なめこのみそ汁

なめこ	20	豆みそ	10
糸みつば	3	かつおだし	150

夕　ご飯

精白米	70		

ぶたのひれ肉ときのこのホイル焼き

ぶた・ヒレ	70	生しいたけ	10
ピーマン	10	たまねぎ	30
えのきたけ	10	食塩	0.3
ぶなしめじ	20	オリーブ油	5

（付）レモン醤油

こいくちしょうゆ	2	レモン果汁	5

がんもとれんこんの煮物

がんもどき	50	こいくちしょうゆ	5
れんこん	60	本みりん	3
さやいんげん	10	かつおだし	100

切干しだいこんの酢の物

切干しだいこん	10	きゅうり	5
削り昆布	1	ごま-いり	2

（付）つけだれ

上白糖	1	かつおだし	15
穀物酢	6		

かきたま汁

鶏卵・全卵-生	25	食塩	0.6
糸みつば	3	こいくちしょうゆ	1.5
かたくり粉	1.5	かつおだし	150

間　牛乳

低脂肪牛乳	200		

蒸しいも

さつまいも	80		

B●イソフラボンの多い献立

大豆，大豆製品の活用，できあがりへの楽しさが湧いてくるような献立の提案

朝　ご飯

精白米	70		

手づくりがんも（揚げ焼き）

木綿豆腐（水を切る）	60	しょうが	10
鶏ひき肉	20	パン粉-乾燥	1
れんこん	20	食塩	0.6
ほしひじき	1	なたね油	13

（付）焼きししとうとだいこんおろし

ししとうがらし	18	だいこん	40

ながいもとみつばのサラダ

こいくちしょうゆ	2	こいくちしょうゆ	2
ながいも	50	穀物酢	10
糸みつば	30	削り節	2
長ねぎ	1		

トマトの冷製スープ

トマトジュース-食塩無添加	150	オリーブ油	1
パセリ	1	コーヒーホワイトナー	5

昼　納豆とキムチのチヂミ

納豆	50	薄力粉	40
キムチ（3cmに切る）	30	もち（薄切りにする）	25
にら	25	こいくちしょうゆ	3
鶏卵・全卵-生	50	ごま油	8

冷やしトマト

トマト	100	パセリ	1
たまねぎ	10	フレンチドレッシング	5

ほうれんそうのスープ

ほうれんそう	60	こしょう	0.1
食塩	0.6	中華だし	1.8
こいくちしょうゆ	1		

果物

なし	100		

夕　ご飯

精白米	70		

豆乳風味の鍋

かき-貝	50	長ねぎ	30
さけ	30	豆乳	80
若鶏・もも・皮なし	30	かつおだし	120
まいたけ	50	酒	10
生しいたけ	20	食塩	0.5
きょうな	80	うすくちしょうゆ	6

焼きなす

なす	80	こいくちしょうゆ	4
しょうが	5	かつおだし	4
削り節	1		

果物

りんご	50		

間　抹茶ラテ

抹茶	2	グラニュー糖	2
低脂肪牛乳	100		

白玉団子のはちみつレモンがけ

白玉粉	20	はちみつ	10
水（白玉粉用）	10	上白糖	6
レモン果汁	12	水	12

イソフラボン摂取量：74mg
大豆イソフラボンの安全な1日摂取目安量の上限値は70〜75mg/日（内閣府食品安全委員会，2006）

簡単クッキング

一鍋料理や煮込み料理，ホイル包み焼き，手巻き寿司のような下処理，調理手順を短縮し，調理器具など洗い物は少量にします。しかし，食事の満足感，さまざまな食品が手軽に摂取できる料理法を提案します。電子レンジの活用も有効です。

イソフラボンの多い食品

イソフラボンは大豆や豆類に多く含まれます。大豆製品は，日常的にイソフラボンを摂取しやすい食品です。

各種大豆イソフラボン含有量（換算値）

食品	食品100g中のイソフラボン含有量
大豆	140.1mg
煮大豆	72.1mg
きな粉	266.2mg
豆腐	203mg
油揚げ	39.2mg
納豆	73.5mg
豆乳	24.8mg

出典）内閣府食品安全委員会（2006）

食事摂取基準・献立の栄養価

		エネルギー(kcal)	たんぱく質(g)	脂質(g)	脂質(%E)	飽和脂肪酸(%E)	n-6系脂肪酸(g)	n-3系脂肪酸(g)	炭水化物(g)	炭水化物(%E)	食物繊維(g)	ビタミンA(μgRAE)	ビタミンD(μg)	ビタミンE(mg)
食事摂取基準（身体活動II）	女 30〜49歳	2,050	50	20〜30（%E）		7以下	8	1.6	50〜65（%E）		18以上	700	8.5	5.5
	女 50〜64歳	1,950						1.9						6.0
献立の栄養価	A	1,903	84.0	51.2	24.2	6.2	11.4	1.9	276.7	58.1	22.3	667	15.0	9.5
	B	1,872	75.0	51.9	24.9	4.3	13.9	2.5	275.0	59.0	25.1	745	13.2	14.0

		ビタミンK(μg)	ビタミンB1(mg)	ビタミンB2(mg)	ナイアシン(mgNE)	ビタミンB6(mg)	ビタミンB12(μg)	葉酸(μg)	パントテン酸(mg)	ビオチン(μg)	ビタミンC(mg)	食塩相当量(g)	カリウム(mg)	カルシウム(mg)
食事摂取基準（身体活動II）	女 30〜49歳	150	1.1	1.2	12	1.1	2.4	240	5	50	100	6.5未満	2,000	650
	女 50〜64歳				11									
献立の栄養価	A	167	2.0	1.6	39.0	2.0	10.0	408	8.8	49.8	184	8.4	4,110	831
	B	847	1.5	1.7	35.4	1.9	17.8	677	9.0	7.3	160	7.3	4,523	696

		マグネシウム(mg)	リン(mg)	鉄(mg)月経なし	鉄(mg)月経あり	亜鉛(mg)	銅(mg)	マンガン(mg)	ヨウ素(μg)	セレン(μg)	クロム(μg)	モリブデン(μg)	動物性脂肪比率(%)	動物性たんぱく質比率(%)
食事摂取基準（身体活動II）	女 30〜49歳	290	800	6.5	10.5	8	0.7	3.5	130	25	10	25		
	女 50〜64歳				11.0									
献立の栄養価	A	364	1,461	11.0		10.2	1.5	4.2	200	69	11	173	31.8	53.7
	B	453	1,149	14.1		15.8	2.2	4.3	519	94	13	355	21.2	41.2

11. 高齢期の栄養

1) 高齢期の特性 (図11-1)

　老化とは，受精卵に始まり，誕生してから発育・成熟・衰退・死亡するまでのすべての過程をいい，高齢期に特異的な現象ではありません。老化には，遺伝因子（体細胞変異説，プログラム説など）と遺伝外因子（フリーラジカル説，クロスリンキング説など）の両方が関係し，互いに関係しながら老化が進むと考えられています。しかし，どれも仮説で，老化現象の一部は説明できても，すべての説明はできないのが現状です。

　老化は加齢に伴う生理的な機能の低下をさし，すべてのヒトに不可逆的に起こります。個体の生理的老化は個体や臓器をつくる細胞老化の集合体と考えることができます。個体の生理的な質を健康度またはQOLという尺度では，成長期が

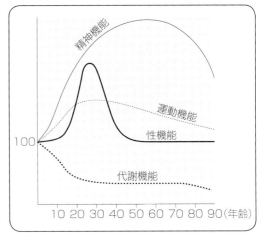

図11-1　生理機能の年齢的変化
野﨑（1968）

終了した時点が最も身体的に高い質を保っていると考えられます。これらの身体の質はそれぞれの臓器により低下の速度が異なりますが，成長期が終了すると徐々に低下することが知られています。

2) 栄養アセスメント

　高齢期では，消化・吸収機能の低下，身体活動の低下，咀しゃく・嚥下機能の低下，経済状態や日常生活動作の低下などによる不適切な食生活，食行動，食態度など種々な要因が重なり低栄養状態になり，その結果褥瘡になりやすいのです。高齢期は，個人差が大きいので個々の状況を把握して対応する必要があります。

- ・臨床診査（問診，身体所見）：現病歴（咀しゃく・嚥下の状況の把握は重要），既往歴，身体活動・生活活動の自立，精神状態，食行動・食態度・食知識・食スキル，食環境などについて質問します。
- ・身体計測：身長，体重，体脂肪量，骨格筋量，嚥下機能の評価などを行います。
- ・臨床検査：血液検査などを行い，血清アルブミン，血清トランスフェリン，血清プレアルブミン，血清レチノール結合たんぱく質，血清コレステロール，総リンパ球数などをみます。
- ・食事調査：記憶障害をきたしている場合が多いので記憶に頼らない方法が望ましくなります。

① 咀しゃく困難・嚥下障害 (図11-2)

　摂食とは，食べ物を見て，口に入れ，歯で噛み砕き，それをかたまり（食塊）にまとめて，のどに送り込み，のどを通過して，食道から胃へと送り込む一連の動きを示します。加齢などに伴い，歯の減少，咀しゃくする筋力の低下，だ液の減少，咽頭の筋の弛緩不全，食道内圧の上昇，胃から食道への逆流，咽頭の機能低下，肺炎防御の

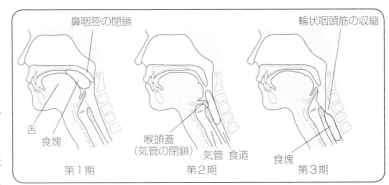

図11-2　嚥下の流れ

低下や無症候性脳梗塞の合併，他の病気に対する薬剤の影響などが複雑にからみ合って，うまく咀しゃくし飲み込むことができなくなってくる場合があり，これを咀しゃく・嚥下障害と呼んでいます。

② 褥瘡

　「とこずれ」とも呼ばれ，寝たきりの高齢者などで持続的な力（圧力，ずり応力などの外力）が背中などに加わることにより血流が障害されるために，その部分の組織が局所的に傷んで死んでしまう（壊死・壊疽）ことによって生じる皮膚の圧迫性潰瘍です。

3) 栄養ケア

食事摂取基準では高齢者を65歳以上とし，対象とした年齢区分は，65〜74歳，75歳以上の2区分設けられています。咀しゃく・嚥下機能，消化・吸収機能の低下や運動量の低下などより摂取量の低下があり，これらの状況は個人差が大きいです。活用するときは，年齢とあわせて，個人の特徴に十分注意を払うことが必要です。

食品選択：繊維が少ない，やわらかく噛み切りやすい，適度な油分や水分がある，口の中でまとまりやすいなど，食べやすく飲み込みやすい素材を選択します。

調理法：下処理で噛み切りやすくしたり，しっとりなめらかな口あたりになるように，ペースト状にします。魚は，皮や骨を完全に取り除く ➡ 食べやすい大きさに切る，薄切りにする，すり身にします。肉は，ひき肉や薄切り肉を使います。野菜は，皮をむく ➡ 薄く切る，繊維を断ち切るように直角に切る，すりおろす，つぶす，加熱処理をします。主食では，軟飯・全粥・つぶし粥・ペースト粥，パンは，フレンチトースト・パン粥にします。麺は2〜3cmに切る ➡ 汁を吸わせゼリー寄せにします。また，じゃがいも，ながいも・大和いも（加熱して粘り気をとってから），かたくり粉，卵白，介護用寒天・ゼラチンなどつなぎを利用します。かたくり粉，とろみ調整食品，介護用寒天・ゼラチンなどの利用でとろみをつけます。

① 流動食，軟食（易消化食），介護食

経口摂取が可能な場合は段階的に食事形態が異なり，きざみ食・ミキサー食・とろみ食・ペースト食・ソフト食などさまざまな名称がつけられています。普通食より食物サイズを小さくし，市販のとろみ調整食品やデンプンによって，まとまりのよさ，なめらかさを加える方法が一般的です。食事形態として「見た目」は普通の食事と変わらないのにかむ，飲み込むが困難になった高齢者が食べやすいように工夫された高齢者ソフト食なども考案されています。

② とろみ調整食品 （表11-1）

各自に適した食事形態にする目的で液体に粘性を与え，あるいは粘性を高めるために混ぜるとろみ調整食品を利用します。半固形化補助食品，固形化補助食品，嚥下用とろみ調整食品があります。

表11-1　とろみ調整食品

種類	用途	製品名（例）
半固形化補助食品	濃厚流動食や牛乳などたんぱく質の多い液体にとろみをつけたり，半固形状にするための食品	濃厚流動食用：ペグメリン，リフラノン 牛乳・流動食用：トロミアップパーフェクトEN，つるりんこ
固形化補助食品	液状，ミキサー状のおかずなどを形ある状態に加工するための食品	ムースアップ，介護食用ウルトラ寒天，介護食用ゼラチン寒天，スベラカーゼ
嚥下用とろみ調整食品	とろみ調整剤：食品の温度に関係なく，簡単にとろみづけができる食品，嚥下食レベル3以下で用いることが多い。	トロミクリア，トロメイク，トロミアップ

③ 自助具 （図11-3）

自助具は，肢体不自由な障害に対し，日常の生活動作を自分で行うときの動作を補うために，既存の道具を便利に改良したものです。食事用の自助具はスプーン，フォーク，はし，皿などがあります。

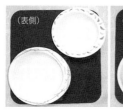
すべり止めのついた皿とラバー製マット

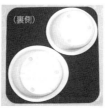
とっての大きなカップと少ない傾きで飲めるカップ

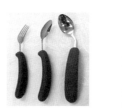
柄や角度を工夫したスプーンとフォーク

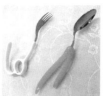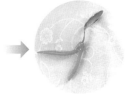
温めることで形状を変えられる

図11-3　自助具

II. 栄養学各論（応用栄養学）

献立　分量（g）

A●春の献立

朝　全粥（300g）

精白米	60		
あさりとわかめとねぎのみそ汁			
かつおだし	120	乾燥わかめ（水戻し）	0.5
みそ	8	長ねぎ	5
あさり缶-水煮	10		
炒り豆腐			
押し豆腐	70	サラダ油	2
にんじん	20	こいくちしょうゆ	3
たまねぎ	15	上白糖	3
グリーンピース	3		
モロヘイヤのお浸し			
モロヘイヤ	60	かつおだし	5
こいくちしょうゆ	2	かつお節	0.3
果物			
メロン	45		

昼　あずき粥

精白米	30	食塩	0.2
あずき	6	ごま-いり	2
さわらの幽庵焼き			
さわら	80	本みりん	3
ゆず果皮	10	こいくちしょうゆ	1
酒	3	上白糖	1
（付）こまつな			
こまつな	20	ドレッシングタイプ和風調味料	1
ひじきの炒り煮			
ひじき	5	かつおだし	10
にんじん	15	上白糖	3
油揚げ	5	こいくちしょうゆ	4
サラダ油	3		
酢の物			
しらす干し	5	上白糖	2
きゅうり	50	うすくちしょうゆ	3
穀物酢	3		

夕　全粥（300g）

精白米	60		
スープ			
鶏ひき肉	15	固形コンソメ	1
スイートコーン缶-クリームスタイル	50	食塩	0.2
鶏卵・全卵-生	10	かたくり粉	3
水	120		
酢豚風			
ぶた・もも・脂身なし	40	ピーマン	5
しょうが	1	こいくちしょうゆ	4
レモン果汁	1	穀物酢	3
酒	2	食塩	0.1
こいくちしょうゆ	2	上白糖	3
かたくり粉	3	中華だし	0.2
サラダ油	5	トマトケチャップ	3
たまねぎ	15	かたくり粉	3
たけのこ	10	水	60
乾ししいたけ	2	ごま油	0.1
にんじん	20		
もやしといんげんのサラダ			
もやし	40	ドレッシングタイプ和風調味料	5
いんげん	10		
なめらか杏仁			
普通牛乳	120	上白糖	5
無糖練乳	10	寒天	0.5
もも缶-黄色種	15	ゼラチン	1.5
キウイフルーツ	10	上白糖	7

B●冬の献立

朝　全粥（300g）

精白米	60		
だいこんと長ねぎのみそ汁			
かつおだし	120	だいこん	20
みそ	8	葉ねぎ	5
炒り卵			
鶏卵・全卵-生	50	食塩	0.2
たまねぎ	30	白こしょう	0.01
にんじん	15	サラダ油	3
グリーンピース	3		
ほうれんそうのお浸し			
ほうれんそう	45	かつおだし	5
こいくちしょうゆ	3	削り節	0.02
味付けのり			
味付けのり	1		
果物			
バナナ	100		
牛乳			
普通牛乳	200		

昼　全粥（300g）

精白米	60		
ぶた肉のしゃぶしゃぶ			
ぶた・もも-脂身つき	60	はくさい	40
みずな	40	酒	2
ぽん酢			
ぽん酢しょうゆ	10		
さつまいものミルク煮			
さつまいも	60	スキムミルク	5
水	15	上白糖	2
バター	1	食塩	0.2
普通牛乳	30		
ピーマンともやしのカレー炒め			
鶏ひき肉	15	サラダ油	3
もやし	40	固形コンソメ	0.5
ピーマン	20	食塩	0.2
カレー粉	少々		
果物			
みかん	60		

夕　全粥（300g）

精白米	60		
すまし汁			
絹ごし豆腐	20	食塩	0.6
かつおだし	120	こいくちしょうゆ	1
カットわかめ	1	糸みつば	3
にら	5		
さけのみそ焼き			
さけ	80	上白糖	4
こいくちしょうゆ	1	本みりん	2
本みりん	0.5	かつおだし	5
みそ	9		
おきな和え			
きな粉	2	上白糖	2
かぼちゃ	70	こいくちしょうゆ	2
ごま和え			
さやいんげん	30	こいくちしょうゆ	2
にんじん	5	上白糖	2
ごま-いり	2		

食事摂取基準・献立の栄養価

			エネルギー(kcal)	たんぱく質(g)	脂質(g)	脂質(%E)	飽和脂肪酸(%E)	n-6系脂肪酸(g)	n-3系脂肪酸(g)	炭水化物(g)	炭水化物(%E)	食物繊維(g)	ビタミンA(μgRAE)	ビタミンD(μg)	ビタミンE(mg)
食事摂取基準	男	65〜74歳	PAL I 2,050 / PAL II 2,400	60	20〜30(%E)		7以下	9	2.2	50〜65(%E)		20以上	850	8.5	7.0
		75歳以上	PAL I 1,800 / PAL II 2,100					8	2.1				800		6.5
	女	65〜74歳	PAL I 1,550 / PAL II 1,850	50				8	2.0			17以上	700		6.5
		75歳以上	PAL I 1,400 / PAL II 1,650					7	1.8				650		
献立の栄養価		A	1,467	67.7	38.8	23.8	6.0	8.4	2.7	208.3	57.7	16.4	1,080	8.8	8.7
		B	1,655	72.9	41.0	22.3	6.6	5.9	2.9	243.8	60.1	14.3	727	13.7	8.9

			ビタミンK(μg)	ビタミンB₁(mg)	ビタミンB₂(mg)	ナイアシン(mgNE)	ビタミンB₆(mg)	ビタミンB₁₂(μg)	葉酸(μg)	パントテン酸(mg)	ビオチン(μg)	ビタミンC(mg)	食塩相当量(g)	カリウム(mg)	カルシウム(mg)
食事摂取基準	男	65〜74歳	150	1.3	1.5	14	1.4	2.4	240	6	50	100	7.5未満	2,500	750
		75歳以上		1.2	1.3	13									700
	女	65〜74歳		1.1	1.2	11	1.1			5			6.5未満	2,000	650
		75歳以上		0.9	1.0	10									600
献立の栄養価		A	535	1.1	1.3	32.1	1.4	12.1	346	6.0	31.5	107	6.9	2,799	650
		B	315	1.5	1.5	31.2	2.0	7.2	476	7.8	40.2	161	6.7	3,450	652

			マグネシウム(mg)	リン(mg)	鉄(mg)	亜鉛(mg)	銅(mg)	マンガン(mg)	ヨウ素(μg)	セレン(μg)	クロム(μg)	モリブデン(μg)	動物性脂質比率(%)	動物たんぱく質比率(%)
食事摂取基準	男	65〜74歳	350	1,000	7.5	11	0.9	4.0	130	30	10	30		
		75歳以上	320		7.0	10						25		
	女	65〜74歳	280	800	6.0	8	0.7	3.5		25		25		
		75歳以上	260											
献立の栄養価		A	372	1,034	10.2	7.6	1.2	3.1	2,292	41	8	222	27.3	54.0
		B	308	1,255	8.5	8.6	1.2	2.9	150	77	5	221	45.6	64.5

実習2 高齢期の流動食，易消化食について学ぼう ──────────○

献立 分量（g）

A●流動食

朝 重湯（150g）			
精白米	9		
温牛乳			
普通牛乳	200		
りんごゼリー			
りんごジュース	50	上白糖	1.5
ゼラチン	0.8		
みそスープ			
かつお・昆布だし	120	みそ	8
昼 重湯（150g）			
精白米	9		
コンソメスープ			
水	120	固形コンソメ	2
ブロッカゼリー			
ブロッカゼリー（市販品）	77		
プリン			
普通牛乳	35	バニラエッセンス	少々
鶏卵・全卵-生	15	上白糖	4
上白糖	9	水	2
夕 重湯（150g）			
精白米	9		
コーンポタージュ			
スイートコーン缶-クリームスタイル	7	水	175
たまねぎ	1	ブイヨン	0.2
バター	0.7	食塩	0.2
小麦粉	0.7	生クリーム	3
普通牛乳	4	無塩バター	0.5
ぶどうゼリー			
ぶどうジュース	45	上白糖	1
ゼラチン	0.8		
間 ヨーグルト			
ヨーグルト・脱脂加糖	80		

B●易消化食

朝 五分粥（260g）			
精白米	25		
たまねぎのみそ汁			
かつおだし	120	たまねぎ	20
みそ	8		
炒り豆腐			
木綿豆腐	70	サラダ油	2
にんじん	20	減塩しょうゆ（こいくち）	5
たまねぎ	15	上白糖	3
塩もみ			
きゅうり	50	食塩	0.5
白ごま-いり	1.5		
牛乳			
普通牛乳	200		
昼 きつねうどん			
うどん-ゆで	120	上白糖	2
めんつゆ・ストレート	20	減塩しょうゆ（こいくち）	4
油揚げ	10	酒	2
かつおだし	20	長ねぎ	8
茶碗蒸し			
鶏卵・全卵-生	30	花麩	1
かつおだし	50	しばえび	10
減塩しょうゆ（こいくち）	1	酒	2
食塩	0.5		
なすのお浸し			
なす	80	こいくちしょうゆ	3
削り節	0.02		
アイソカルジェリー（市販品）			
アイソカルジェリーPCF	66		
夕 五分粥（260g）			
精白米	25		
たらのかぶら蒸し			
まだら	70	かつおだし	90
食塩	0.4	こいくちしょうゆ	4
酒	2	本みりん	4
かぶ	90	酒	7
ぶなしめじ	20	かたくり粉	2
ぎんなん	10	練りわさび	少々
鶏卵・卵白-生	15	糸みつば	4
重ね煮			
さつまいも	50	上白糖	1
りんご	10	食塩	少々
水	15		
ほうれんそうのお浸し			
ほうれんそう	60	かつおだし	5
こいくちしょうゆ	3	削り節	0.02
のりのつくだ煮			
のりのつくだ煮	8		
間 ヨーグルト			
ヨーグルト・脱脂加糖	100		
牛乳			
普通牛乳	200		
果物			
バナナ	100		

易消化食 （嚥下食ピラミッドは，飲み込みの難易度別に分類した図のことをいいます）

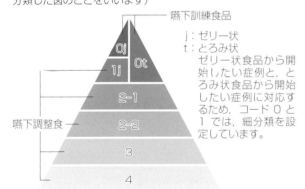

── 嚥下訓練食品
j：ゼリー状
t：とろみ状
ゼリー状食品から開始したい症例と，とろみ状食品から開始したい症例に対応するため，コード0と1では，細分類を設定しています。

0j
0t
1j
2-1
2-2
3
4

嚥下調整食

出典）日本摂食・嚥下リハビリテーション学会嚥下調整食分類2013

コードI-8項		名　称	形　態
0	j	嚥下訓練食品0j	均質で，付着性・凝集性・かたさに配慮したゼリー。離水が少なく，スライス状にすくうことが可能なもの。
	t	嚥下訓練食品0t	均質で，付着性・凝集性・かたさに配慮した水（原則的には中間のとろみあるいは濃いとろみ*のどちらかが適している）。
1	j	嚥下調整食1j	均質で，付着性，凝集性，かたさ，離水に配慮したゼリー・プリン・ムース状のもの。
2	1	嚥下調整食2-1	ピューレ・ペースト・ミキサー食など，均質でなめらかで，べたづかず，まとまりやすいもの。スプーンですくって食べることが可能なもの。
	2	嚥下調整食2-2	ピューレ・ペースト・ミキサー食などで，べたづかず，まとまりやすいもので不均質なものも含む。スプーンですくって食べることが可能なもの。
3		嚥下調整食3	形はあるが，押しつぶしが容易，食塊形成や移送が容易，咽頭でばらけず嚥下しやすいように配慮されたもの。多量の離水がない。
4		嚥下調整食4	かたさ・ばらけやすさ・貼りつきやすさなどのないもの。箸やスプーンで切れるやわらかさ。

*学会分類2013（とろみ）参照。

 献立の栄養価

		エネルギー（kcal）	たんぱく質（g）	脂質		飽和脂肪酸（%E）	n-6系脂肪酸（g）	n-3系脂肪酸（g）	炭水化物		食物繊維（g）	ビタミンA（μgRAE）	ビタミンD（μg）	ビタミンE（mg）
				(g)	(%E)				(g)	(%E)				
献立の栄養価	A	586	25.1	14.1	21.7	11.9	0.9	0.1	90.0	61.2	0.7	133	1.0	0.6
	B	1,328	67.0	32.0	21.7	8.2	5.2	1.0	190.1	58.1	12.4	595	2.6	5.5

		ビタミンK（μg）	ビタミンB₁（mg）	ビタミンB₂（mg）	ナイアシン（mgNE）	ビタミンB₆（mg）	ビタミンB₁₂（μg）	葉酸（μg）	パントテン酸（mg）	ビオチン（μg）	ビタミンC（mg）	食塩相当量（g）	カリウム（mg）	カルシウム（mg）
献立の栄養価	A	8	0.2	0.6	5.7	0.2	1.5	35	2.3	11.5	4	2.8	713	606
	B	234	0.8	1.5	24.3	1.3	4.0	373	6.4	40.0	90	7.6	280	1,069

		マグネシウム（mg）	リン（mg）	鉄（mg）	亜鉛（mg）	銅（mg）	マンガン（mg）	ヨウ素（μg）	セレン（μg）	クロム（μg）	モリブデン（μg）	動物性脂質比率（%）	動物性たんぱく質比率（%）	
献立の栄養価	A	70	398	1.2	7.4	0.2	0.3	1,852	21	1	37	92.9	52.8	
	B	385	1,415	13.8	13.4	1.0	2.2	339	84	6	140	57.8	55.2	

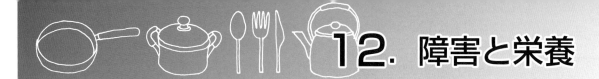

12. 障害と栄養

1）障がい者（児）の特性

　障害には先天性（95％）と後天性（5％）があり，発達障害（何らかの原因による先天的な機能障害で，運動や認知，言語などの発達に障害が出る）や事故による身体障害があります。運動，知能，言語，精神，社会性等の機能が年齢相応に発達しているかどうかは，乳幼児健診制度を利用し，専門職のアドバイスを受ける機会があります。1960年代に北欧諸国から始まった社会福祉をめぐる社会理念のひとつで，ノーマライゼーション（Normalization）という考え方があります。障がい者と健常者とは，お互いが特別に区別されること無く，社会生活を共にするのが正常なことであり，本来の望ましい姿であるとする考えです。ヘレン・ケラーは，「障害は不便ではあるが不幸ではない」といっています。「児童福祉法」や「障害者の日常生活を総合的に支援するための法律」などによる福祉対策がありますが，栄養士の役割は，適する食事を提供することで障がい者のQOLの向上につとめることです。

2）障害の種類 <small>（図12−1，表12−1）</small>

　障害には，知的障害，精神（情緒）障害，身体障害があります。身体機能の障害は，5つに分類されます。

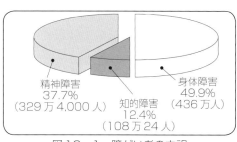

図12−1　障がい者の内訳
出典）内閣府編：障害者白書　令和元年版（2019）

精神障害
37.7％
（329万4,000人）
知的障害
12.4％
（108万24人）
身体障害
49.9％
（436万人）

表12−1　身体機能の障害の5分類

① 視覚障害
② 聴覚または平衡機能の障害
③ 音声機能，言語機能または咀しゃく機能の障害
④ 肢体不自由（切断・機能障害・脊髄損傷など，脳原性まひ）
⑤ 内部障害（心臓，腎臓または呼吸器の機能障害・膀胱または直腸，小腸，ヒト免疫不全ウイルスによる免疫の機能障害）

3）栄養ケア

① 知的障がい者

　摂食機能の発達や摂食行動に遅れや異常がみられることが多く，食べ物を口に取り込むときの唇とあごの動きの協調運動ができないことやスプーンやはしの扱いに遅れがあります。低栄養・過栄養状態の者が多く，噛まずに飲み込んでしまう早食い，特定の食べ物を極端に嫌ったり，逆にある特定の食べ物しか食べなかったり，紙や砂等，食べ物ではないものを口にする異食などの食行動をもつなどの特徴がみられます。

② 精神（情緒）障がい者

　知的障害と同様に，過食，偏食，拒食，異食などがあげられます。うつ状態（気分が沈んで何事にも関心を示さない）とそう状態（周囲の事に過剰反応の言動をする）による，栄養摂取のアンバランスにより極端なやせや肥満がみられる場合もあります。

③ 身体障がい者

　食べ物の摂取や消化・吸収に機能的な障害がない視覚，聴覚，音声・言語機能障害や呼吸機能障害などでは，それぞれ障害を受けていない機能を活かして可能な限り自分で喫食できるような工夫が必要です。視覚障がい者には，香り，味，食感にメリハリを利かせる工夫が必要です。食器や調味料の置く位置を決めておくなどの配慮が必要です。聴覚障がい者では，喫食や消化・吸収能力に問題がなければ健常者と同様の栄養管理です。肢体不自由者の場合，損傷部位の違いは喫食能力，消化・吸収能力，排泄能力において個々に大きな違いがあります。頸髄（椎）損傷では，首の上部で神経が切断すると，指の屈折が困難になり，握力が無くなるため特殊な食具が必要となります。さらに，肺機能も低下しているので誤嚥しやすい食べ物には注意をしなくてはなりません。自力で排泄できない場合は，導尿や浣腸，薬剤を使用して時間ごとに排泄するので，1日の水分管理や食物繊維の摂取，消化しやすい食べ物などの提供が不可欠です。下肢まひ者に起こりやすい褥瘡予防には，積極的な亜鉛やビタミン類の摂取をすすめます。視覚障がい者や肢体不自由児（者）は運動量が少なめです。給食には期待感が大きく全量摂取より楽しんで食べることを優先しましょう。

実 習 知的障がい児・視覚障がい児・肢体不自由児の調理・供食について学ぼう 一〇

献 立 分量（g）

A●特別支援学校給食（幼稚部）
知的障がい児対象

ご飯	
精白米めし	100
かきたま汁	
絹ごし豆腐	15
鶏卵・全卵－生	20
糸みつば	5
かつおだし	120
かたくり粉	1
食塩	0.5
こいくちしょうゆ	0.5
焼き魚	
まかじき	50
こいくちしょうゆ	2
本みりん	1
上白糖	1
酒	1
粉ふきいも	
じゃがいも	40
食塩	少々
パセリ（みじん切り）	少々
温野菜サラダ	
アスパラガス	20
にんじん	30
ブロッコリー	20
トマトケチャップ	5
マヨネーズ・全卵型（大さじ1）	12
プロセスチーズ	10
酢の物	
きゅうり	15
緑豆はるさめ	3
しらす干し・半乾燥	5
乾燥わかめ（水戻し）	1
穀物酢	3
上白糖	2
食塩	0.1
果物	
キウイフルーツ	40
ヨーグルトドリンク	
ヨーグルトドリンク	100

B●特別支援学校給食（小学部高学年）
視覚障がい児対象（塙保己一学園より）

砂糖あげパン	
ロールパン（1個）	60
グラニュー糖	5
上白糖	5
サラダ油（適量）	3
牛乳	
普通牛乳	200
ハムサラダ	
プレスハム（短冊）	10
白ワイン	0.4
にんじん（千切り）	10
キャベツ（短冊）	40
きゅうり（1/2斜め薄切り）	20
上白糖	0.8
食塩	0.1
穀物酢	3
こいくちしょうゆ	3
ごま油	1
シンデレラシチュー	
若鶏・もも・皮つき（小間）	20
かぼちゃ（2cm角）	25
かぼちゃ（ペースト用）	25
にんじん（いちょう）	15
たまねぎ（スライス）	40
コーン缶－ホール	10
にんにく（みじん切り）	0.5
しょうが（みじん切り）	0.5
パセリ（みじん切り）	0.2
白ワイン	1
食塩	1
こしょう	少々
生クリーム	5
小麦粉	1
サラダ油	1.5
バター	2
普通牛乳	45
とりがらだし	120

C●特別支援学校給食（高等部）
嚥下困難児対象（心身障がい児総合医療療育センターより）

ペースト粥	
精白米（全粥、ミキサーにかける）	50
魚のすり流し汁	
鯛	50
かつおだし	120
食塩	少々
こいくちしょうゆ	3
酒	0.5
わけぎ（彩りとして極刻み）	少々
おでん	
だいこん	50
はんぺん（1/2枚）	10
じゃがいも（小1個）	50
伊達巻	50
ちくわ	20
めキャベツ（2個）	30
かつおだし	50
ほうれんそうとひじきのごま和え	
ほうれんそう	60
白ごま－ペースト	5
ほしひじき	2
にんじん（短冊）	15
こいくちしょうゆ	4
本みりん	1
上白糖	2
いちごのブラマンジェ	
いちご	50
上白糖	8
ゼラチン	1.5
赤ワイン	1
普通牛乳	50
生クリーム	10
ミントの葉（香りに使う）	1枚
牛乳	
普通牛乳（1箱）	210

食品の種類

知的障がい児では、野菜やいも類を茹でたスティックや乱切りにしたもの、肉より魚（焼き魚やフライ）が好まれる傾向にあります。主食は米、パン、麺だけを好み、混ぜ物があると食べなくなることもあります。ペラペラした食感（レタス、わかめなど）、皮が口に残る（豆、トマトなど）、かたすぎるもの（えび、いか、かたまり肉など）、弾力があるもの（こんにゃく、かまぼこなど）、唾液を吸うもの（パン、ゆで卵、さつまいもなど）、においの強いもの（にら、しいたけなど）、口の中でまとまりにくいもの（ブロッコリー、ひき肉）、こんにゃくゼリーやもちなど誤嚥しやすいものは敬遠されがちです。これらは調理上の工夫をしないと丸飲みしやすいです。

容易に噛み取り、手にもつことができる卵焼き・フレンチフライ・コロッケ・バナナ・おにぎり・フレンチトーストなどは好まれることが多く、とんかつや粗挽ウインナー、鶏肉の唐揚げなどは噛み取りが難しいです。

シンデレラシチューの秘密

単なるかぼちゃシチューではなく、何が入ったシチュー？と思ってもらい、興味をもってもらえるようなネーミングにしました。シンデレラシチュー→シンデレラが乗る魔法の馬車は何に魔法をかけたのか？→かぼちゃ、というふうに名前を決めました。かぼちゃは苦手な子どもも多いのですがシチューにすることで食べることができます。また、あげパンはいつの時代も人気があります。砂糖だけでなく、砂糖＋白すりごま、砂糖＋ココア、砂糖＋きな粉など、たくさんのバリエーションができます。

視覚に障害があっても食べやすいように、形の違う食器に1品ずつ盛りつける工夫も必要です。障害により運動量が少ない子どもが多いので、野菜を多くしたメニューなど、配慮しましょう。

食べる機能の発達を促し誤嚥しないように

障害に合わせて食べやすい形態に4段階（マッシュ食、舌でつぶせる程度、つぶつぶ状、歯ごたえがあってなめらか）に分けてつくります。

マッシュ食：ドロドロした粘りが必要で、スプーンにのせても流れ落ちない程度の形状。ヨーグルト、いも、野菜ペースト、パン粥、マッシュなど。

舌でつぶせる程度：ベタベタ状の料理。プリン、絹ごし豆腐、ゼリー、煮かぼちゃなど。

つぶつぶ状：やわらかい割には弾力がある。よく煮込んだいもや野菜、うどん、やわらかいひき肉料理など。

歯ごたえがあってなめらか：ひと口に取り込める大きさ。食べる機能の発達を促すには、①大きさ、②かたさ、③やわらかさ、④水分、⑤粘りを考慮して調理します。食べるたびによくせき込んだり、丸飲みだったりすると、なかなか食べることが上手になりません。料理の形状が食べる機能と一致しないと、嘔吐、舌の突出、せき込み、むせなどの要因となります。

食事摂取基準・献立の栄養価 （特別支援学校の幼稚部及び高等部における学校給食に関する法律，2013年，文部科学省告示第12号）

		エネルギー（kcal）	たんぱく質（g）	脂質（%）（g）	脂質（%）（%E）	食物繊維（g）	ビタミンA μgRAE	ビタミンB₁（mg）
設定栄養量（計画栄養量）	幼稚部幼児	510	18	25～30		4	150	0.3
	高等部生徒	820	30			6.5	300	0.5
献立の栄養価	A	575	28.4	16.4	25.7	4.4	330	0.3
	B	618	23.4	26.1	38.0	5.3	325	0.4
	C	789	42.6	24.7	28.2	9.5	658	0.5

		ビタミンB₂（mg）	ビタミンC（mg）	食塩相当量（g）	カルシウム（mg）	マグネシウム（mg）	鉄（mg）	亜鉛
設定栄養量（計画栄養量）	幼稚部幼児	0.3	15	2未満	280	40	2	2
	高等部生徒	0.6	35	3未満	380	160	4	4
献立の栄養価	A	0.4	75	2.4	270	89	2.0	2.2
	B	0.6	40	3.0	351	72	2.0	2.4
	C	0.9	148	2.8	595	188	6.9	3.7

（注）1 マグネシウム、亜鉛については、示した摂取について配慮すること。
2 全国的な平均値を示したものであるから、適用にあたっては、個々の健康および生活活動等の実態ならびに地域の実情等に十分配慮し、弾力的に運用すること。
＊1 示した値の内に収めることが望ましい範囲

発達段階に合わせた調理形態

発達段階	目　　安	目　　　標	食べさせ方	調理形態
経口摂取準備期	口腔周囲にふれても過敏症状を呈さない。	口に食物が入ってからも嫌がらない。口を閉じて鼻で呼吸ができる。唾液の嚥下ができる。	手指やおもちゃを使って口で遊ばせる。味の刺激で食物の感覚にふれさせる。	トロリと流れるような食物
初　期	口を閉じられ下唇が内側に入り込む動き。	唇を閉じて飲み込む（取り込まれた食物を口を閉じて嚥下反射が誘発される部位まで移送する）。	姿勢に注意する。顎を閉じさせる介助を行う。	ベタ状のペースト食
中　期	上下唇がしっかり閉じる。左右口角部が同時にほぼ水平に伸縮する。	唇で食物を取り込む。舌前方部で口蓋ヒダに食物を押しつけてつぶす。	スプーンを下唇に乗せ、口を閉じるのを待つ。上唇で食物を取り込む動きを介助する	やわらかいつぶし食
後　期	咀しゃく側の口角が頬と強調して縮む動き。	食物の臼歯咬合面上に頬と舌で保持する。舌顎側方運動。	前歯を使って取り込ませる。（噛み切らせる）。	やわらかいほぐし食
自立期	前歯でひと口食べられる量を調整して噛みとれる。食物のかたさ、大きさに応じて咀しゃくできる。	食器（スプーン、フォークなど）を使って食べる。コップを使って自分で飲める。	手づかみ食べをさせ、目・手・口の協調を促す。スプーンが上手になったらフォークを使わせるのを原則とする。	食べやすい軟食→普通食

出典）向井美惠：食べる機能を促す食事，医歯薬出版（1994）

12. 障害と栄養

13. 栄養必要量の科学的根拠

1）食事摂取基準の概要

「日本人の食事摂取基準（2020年版）」は，食事摂取基準（DRIs：dietary reference intakes）について可能な限り科学的な根拠に基づいて策定を行うことを基本としています（図13-1）。

健康の保持・増進に不可欠であり，そのための摂取量が定量的にみて科学的に十分に信頼できるものと判断される栄養素について検討され，1歳以上で策定された栄養素は，エネルギー，たんぱく質，脂質（飽和脂肪酸，n-6系脂肪酸，n-3系脂肪酸含む），炭水化物（食物繊維含む），エネルギー産生栄養素バランス（P：F：Cバランス），ビタミン（脂溶性，水溶性），ミネラル（多量，微量）です（表12-3 p.41参照）。

エネルギーは推定エネルギー必要量（図13-1）が身体活動レベル別に示されています。各栄養素は，5つの指標（推定平均必要量，推奨量，目安量，耐容上限量，目標量）が設定されています（図13-2）。

2）エネルギー必要量

エネルギーについては，エネルギー収支バランスの維持を示す指標としてBMIが採用されています。成人における観察疫学研究において報告された総死亡率が最も低かった範囲，日本人のBMIの実態などを総合的に検証し，目標とするBMIの範囲が18歳以上で提示されています（表12-1 p.41参照）。健康の保持・増進，生活習慣病の予防の観点からはエネルギー摂取量が必要量を過不足なく充足するだけでは不十分で，望ましいBMIを維持するエネルギー摂取量（＝エネルギー消費量）であることが重要です。

エネルギー必要量を推定するには，体重が一定の条件下で，摂取量を推定する方法（食事アセスメント）と消費量から推定する方法（基礎代謝量ならびに身体活動レベルの測定値に性，年齢，身長，体重を用いて算出する法と二重標識水法）があります。食事アセスメントは測定誤差が大きく，消費量から推定するのが適しています。二重標識水法は，2週間程度のエネルギー消費量を直接測定でき精度も高いのですが，多数のデータを得るのは困難です。そこで，基礎代謝と身体活動レベルを用いる推定法と二重標識水法で得られたエネルギー消費量に身体活動レベルを考慮した値の推定値から算出してエネルギー必要量としています。

① 基礎代謝量と基礎代謝基準値（表13-1）

基礎代謝量は，覚醒（目が覚めている）状態で必要な最小限のエネルギー量です。早朝空腹時に快適な室内（室温など）において安静仰臥位（あお向け），覚醒状態で測定しますが，直接測定でなく性，年齢，身長，体重を用いて推定する方法もあります。BMIが30 kg/m²程度までなら下記の式で計算できます。日本人の基礎代謝基準値は，成人の測定値が12の研究から，6～17歳が多数例の検討から得られました。

$$\text{基礎代謝 kcal/日} = \{0.0481 \times \text{体重 kg} + 0.0234 \times \text{身長 cm} - 0.0138 \times \text{年齢（歳）}$$
$$- \text{定数}^*\} \times 1{,}000 / 4.186$$

*定数：男性：0.4235，女性：0.9708

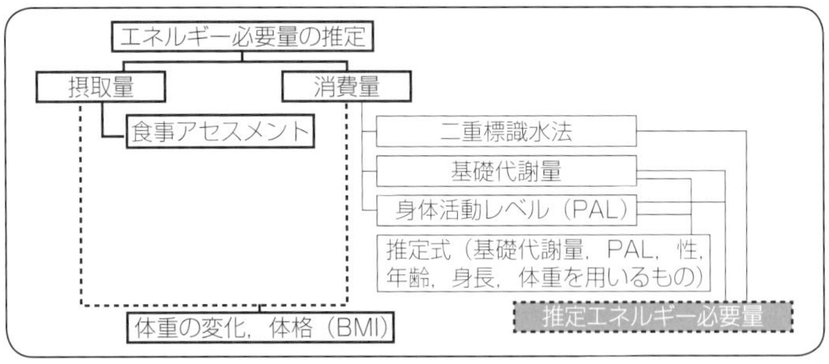

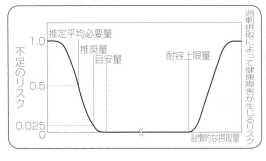

図13-1 エネルギー必要量を推定するための測定法と体重変化，体格（BMI），推定エネルギー必要量との関連

図13-2 食事摂取基準の各指標を理解するための概念図

縦軸は，個人の場合は不足又は過剰によって健康障害を生じる確率を，集団の場合は不足状態にある人又は過剰摂取によって健康障害を生じる人の割合を示す。

不足の確率が推定平均必要量では0.5（50％）あり，推奨量では0.02～0.03（中間値として0.025）（2～3％又は2.5％）あることを示す。耐容上限量以上を摂取した場合には過剰摂取による健康障害が生じる潜在的なリスクが存在することを示す。そして，推奨量と耐容上限量との間の摂取量では，不足のリスク，過剰摂取による健康障害が生じるリスク共に0（ゼロ）に近いことを示す。

目安量については，推定平均必要量及び推奨量と一定の関係を持たない。しかし，推奨量と目安量を同時に算定することが可能であれば，目安量は推奨量よりも大きい（図では右方）と考えられるため，参考として付記した。

目標量はここに示す概念や方法とは異なる性質のものであることから，ここには図示できない。

表13-1　参照体重における基礎代謝量

基礎代謝基準値(kcal/kg体重/日)	参照体重(kg)	基礎代謝量(kcal/日)	年齢(歳)	基礎代謝基準値(kcal/kg体重/日)	参照体重(kg)	基礎代謝量(kcal/日)
男　性				女　性		
61.0	11.5	700	1~2	59.7	11.0	660
54.8	16.5	900	3~5	52.2	16.1	840
44.3	22.2	980	6~7	41.9	21.9	920
40.8	28.0	1,140	8~9	38.3	27.4	1,050
37.4	35.6	1,330	10~11	34.8	36.3	1,260
31.0	49.0	1,520	12~14	29.6	47.5	1,410
27.0	59.7	1,610	15~17	25.3	51.9	1,310
23.7	64.5	1,530	18~29	22.1	50.3	1,110
22.5	68.1	1,530	30~49	21.9	53.0	1,160
21.8	68.0	1,480	50~64	20.7	53.8	1,110
21.6	65.0	1,400	65~74	20.7	52.1	1,080
21.5	59.6	1,280	75以上	20.7	48.8	1,010

表13-2　身体活動レベル別にみた活動内容と活動時間の代表例

	低い（Ⅰ）	ふつう（Ⅱ）	高い（Ⅲ）
身体活動レベル[1]	1.50 (1.40~1.60)	1.75 (1.60~1.90)	2.00 (1.90~2.20)
日常生活の内容[2]	生活の大部分が座位で，静的な活動が中心の場合	座位中心の仕事だが，職場内での移動や立位での作業・接客等，通勤・買い物での歩行，家事，軽いスポーツ，のいずれかを含む場合	移動や立位の多い仕事への従事者，あるいは，スポーツ等余暇における活発な運動習慣を持っている場合
中程度の強度（3.0~5.9メッツ）の身体活動の1日当たりの合計時間（時間/日）[3]	1.65	2.06	2.53
仕事での1日当たりの合計歩行時間（時間/日）[3]	0.25	0.54	1.00

[1]代表値。（　）内はおよその範囲。
[2]Black, et al., Ishikawa-Tanaka, et al.を参考に，身体活動レベル（PAL）に及ぼす仕事時間中の労作の影響が大きいことを考慮して作成。
[3]Ishikawa-Tanaka, et al.による。

② 身体活動レベルと身体活動の分類例

身体活動レベル（PAL：physical activity level）は，主に身体活動量の指標で，二重標識水法で測定された総エネルギー消費量を基礎代謝量で除して表します。年齢階級によって異なり個人差もあります。例えば，成人男女（18~69歳）では，当該対象集団の身体活動レベルを測定し，25パーセンタイル値における代表値（中央値）の1.50をレベルⅠ（低い）とし，75パーセンタイル値の2.00をレベルⅢ（高い）と3つに区分します。なお，1~5歳の幼児は，個人差の報告がないためレベルⅡのみの1区分になっています。身体活動レベル別にみた活動内容と活動時間の代表例を表13-2に示します。

身体活動の強度を示す指標には，メッツ値（MET，METs：metabolic equivalent）とエイエフ値（Af：activity factor）があります。メッツ値は座位安静時代謝量の倍数，エイエフ値は基礎代謝量の倍数として表した指標です。絶食時の座位安静時代謝量は仰臥位で測定する基礎代謝量より10%大きいため，メッツ値 × 1.1 ＝ Afという関係式が成り立ちます。メッツ値の範囲で，日常生活における各身体活動を分類します（第Ⅰ部第10章　表10-2　p.36参照）。

③ 高齢者，小児，肥満者の注意点

高齢者は他の年代に比べPALが異なる可能性があり，健康で自立した高齢者の研究からPALの代表値を1.70としました。身体活動量で集団を3つに分けてレベルⅠ，Ⅱ，Ⅲを決定していますが，これらの報告の高齢者は平均年齢が70~75歳で80歳以上のデータは不足しています。小児では原則として，基礎代謝を実測した報告を用いており，PALは年齢と共に増加する傾向を示しています。肥満者では，加速度計等の動作センサーで評価した身体活動は一般に低く，肥満が活動低下の原因となる事が指摘されていますが，PALはBMIとは相関しない（BMI 30程度まで）ことや運動効率が悪いためにより多くのエネルギーを要することからPALは非肥満者と同じ値を用いることとしています。

3）たんぱく質，脂質，炭水化物の食事摂取基準策定の根拠

① たんぱく質の推定平均必要量・推奨量・目標量は，窒素出納実験により想定された良質たんぱく質の窒素平衡維持量を日常食混合たんぱく質の消化率で補正して算出します。日常混合たんぱく質の質は，国民健康・栄養調査の食品群別たんぱく質量とそのアミノ酸スコアを求めて検討します。良質たんぱく質の窒素平衡維持量と混合たんぱく質の消化率は研究報告から算出します。1~17歳の幼児，児童および青少年の推定平均必要量は，たんぱく質維持必要量と成長に伴い蓄積されるたんぱく質蓄積量から要因加算法によって算定します。ストレスに対する安全率は見込まれていませんが，個人間変動による変動係数は12.5%であるため，推定平均必要量から推奨量を求めるときの推定量算定係数を1.25としています。

たんぱく質維持必要量は，成人0.66，高齢者0.83，小児0.67g/kg体重/日です。小児では成長に伴う，妊婦では胎児の発育に伴うたんぱく質蓄積量がそれぞれ考慮されていて，授乳婦では泌乳に対する付加量が必要とされています。乳児では窒素出納法で決められないため，健康な乳児が摂取する母乳や育児用調製粉乳などに含まれるたんぱく質量から算定されています。哺乳量の平均は，0〜5か月児0.78，6〜8か月児0.60（離乳食のたんぱく質摂取6.1g/日），9〜11か月児0.45L/日（離乳食のたんぱく質摂取量17.9g/日）で，母乳中のたんぱく質濃度の平均はそれぞれ12.6，10.6，9.2g/Lと見積もられて算出されました。人口栄養児では乳児用調製粉乳のたんぱく質利用効率を考慮して目安量が決められています。

② 脂質は，炭水化物やたんぱく質の摂取量を考慮して設定されました。1歳以上については目標量，乳児については目安量を総エネルギー摂取量に占める割合（％E）で示しています。飽和脂肪酸は生活習慣病予防の観点から％Eで，n-6系とn-3系脂肪酸の目安量は，総エネルギー摂取量の影響を受けない絶対量（g/日）で示されました。

脂質の摂取量は，平成28年の国民健康・栄養調査の結果を参考にしていますが，乳児の目安量は母乳の脂質成分と平均的哺乳量も考慮して，％Eは0〜5か月児50％，6〜11か月児40％としています。1歳以上の目標量では20〜30％（中央値25％）です。

飽和脂肪酸の摂取量は，炭水化物やたんぱく質の中間代謝産物であるアセチルCoAからも合成することができるので推定平均必要量，推奨量，目標量を設定することはできません。摂取量を減らすことで心筋梗塞罹患のリスクを小さくできるという介入研究から，18歳以上では目標量7％E以下となっています。

n-6系およびn-3系脂肪酸の摂取量は，目安量として，乳児では母乳脂質成分，平均哺乳量や離乳食から，小児・成人および妊婦・授乳婦では国民健康・栄養調査の結果から中央値を用いて設定されました。

コレステロールの摂取量は低めに抑えることが好ましいと考えられますが，設定するにあたり十分な科学的根拠が得られなかったため，目標量の算定は控えられました。

生活習慣病（脂質異常症，糖尿病，高血圧症），特に脂質異常症の重症化予防に関しては，日本動脈硬化学会による『動脈硬化性疾患予防ガイドライン 2017年版』では，冠動脈疾患のリスクに応じてLDL-コレステロールの管理目標値が定められており，コレステロールの摂取を200mg/日未満とすると効果が期待できるとされています。

③ 炭水化物の栄養学的意義は，通常ブドウ糖しかエネルギー源として利用できない組織に，ブドウ糖を供給することで，その必要量は少なくとも100g/日と推定されています。体内では糖新生があり，通常乳児以外では相当多くの炭水化物を摂取しています。炭水化物が直接ある特定の健康障害の原因となる報告は，糖尿病以外には理論的にも疫学的にも乏しいので推定平均必要量，推奨量，目安量，耐容上限量は設定されていません。炭水化物と糖尿病の関連を考えると，絶対量よりも総エネルギーに占める割合を設定するのが妥当と考えられ，エネルギー産生栄養素バランスを設定する中で，100％からたんぱく質，脂質の％Eを差し引いた残りが，概ね50〜65％E（アルコールを含む）の範囲となり，中央値は57.5％Eで，これを1歳以上の男女の摂取基準に設定しています。

食物繊維の摂取不足が生活習慣病の発症に関連するという報告が多いことから，目標量を設定することが適当であると判断され，6歳以上（妊婦・授乳婦は含まれない）では絶対量g/日が示されています。

④ エネルギー産生栄養素バランスは「エネルギーを産生する栄養素（energy-providing nutrients, macronutrients）である，たんぱく質（P），脂質（F），炭水化物（アルコールを含む）（C）がエネルギー換算量として総エネルギー摂取量において占める割合（％E）」（P：F：Cバランス）としてこれらの構成比率を指標としています。摂取不足の回避，生活習慣病の予防と重症化予防を目的としています。このバランスを決めるには，はじめにたんぱく質量を決め，次に脂質を決めて両者を差し引き，その残余を炭水化物とアルコールとしています。アルコールはエネルギーを産生しますが，必須栄養素ではなく，摂取を進めているわけではありません。母乳のP：F：Cバランスは好ましいと考えられているので，乳児の設定はなく，1歳

以上で設定されています（P：F：C = 13〜20％E：20〜30％E：50〜65％E）。

　エネルギー換算係数（単位重量当たりに産生するエネルギー量）はAtwater係数（炭水化物4，脂肪9，たんぱく質4kcal/g）を用いています。食物繊維は0〜2kcal/gですが活用の簡便性や実用性の観点から炭水化物に含めて考えることとし4kcal/g，アルコールは7kcal/gとして用いています。

4）ビタミン，ミネラルの食事摂取基準策定の根拠

　ビタミンは脂溶性4種（ビタミンA，D，E，K）と水溶性9種（ビタミンB₁，ビタミンB₂，ビタミンB₆，ビタミンB₁₂，ビタミンC，ナイアシン，葉酸，パントテン酸，ビオチン）について策定され，ミネラルは5種の多量のもの（ナトリウム，カリウム，カルシウム，マグネシウム，リン）と8種の微量のもの（鉄，亜鉛，セレン，銅，マンガン，ヨウ素，クロム，モリブデン）について策定されています（表13-3）。

表13-3　ビタミンとミネラルの策定根拠

脂溶性ビタミン	ビタミンA	ビタミンAの食事摂取基準はレチノール相当量（µgRE）で示す。肝臓のビタミンA蓄積量をもとに設定。β-カロテンのレチノール当量への転換効率は1/12。
	ビタミンD	血液中のビタミンD代謝物を指標として，骨折や骨粗しょう症の予防の観点から設定。成人の目安量は50〜69歳の国民健康・栄養調査の摂取量中央値をもとに設定。全年代男女とも同値。
	ビタミンE	血液中のα-トコフェロール値がビタミンEの栄養状態の指標。α-トコフェロールのみを対象とし，国民健康栄養調査成績の摂取量中央値をもとに設定。
	ビタミンK	血液凝固因子の活性化に必要な摂取量をもとにし，アメリカの報告から体重比（0.75）を外挿して成人の目安量を設定。妊婦・授乳婦の付加量は不要。健康障害非発現量は設定できない。
水溶性ビタミン	ビタミンB₁	エネルギー摂取量あたりのVB₁摂取量と尿中へのVB₁排泄量との関係から策定。18か国から報告されたデータの解析によりチアミンとして0.35mg/1,000kcalと算定。PALはⅡ。
	ビタミンB₂	エネルギー摂取量あたりのVB₂摂取量と尿中へのVB₂排泄量との関係から策定。健康な男女への負荷試験からリボフラビンとして0.50mg/1,000kcalと算定。PALはⅡ。
	ナイアシン	ニコチンアミド相当量としてナイアシン当量（mgNE）で設定。人を用いた実験によりペラグラ発症の指標の尿中排泄量から4.8mgNE/1,000kcalと算定。大量摂取は消化器や肝臓障害を呈す。
	ビタミンB₆	血漿ピリドキサールリン酸濃度30nmol/Lで障害はみられない。たんぱく質摂取量と相関するのでたんぱく質摂取量あたりで策定。大量摂取で感覚性ニューロパシーが認められ上限量算定。
	ビタミンB₁₂	悪性貧血患者の研究結果から健康成人の量を策定。妊婦は胎児の肝臓中VB₁₂量から，授乳婦は栄養素濃度に哺乳量をかけ吸収率で割って算出。過剰摂取の有害作用は認められない。
	葉酸	赤血球中葉酸（300nmol/L以上）と血漿総ホモシステイン値の維持（14µmol/L未満）を参考に策定。妊婦では胎児の神経管閉塞障害の予防。
	パントテン酸	パントテン酸欠乏症を実験的に再現できないため食事調査（国民健康・栄養調査）の中央値を用いた。人にパントテン酸のみを過剰に与えたデータは無い。
	ビオチン	実験データが無い。トータルダイエット調査の報告から策定。妊娠はビオチンの要求量を増大させる。付加量は乳児の目安量にエネルギー付加量をかけて乳児のEERの平均値で割った。
	ビタミンC	心血管系疾患の予防や有効な抗酸化作用における血漿VC濃度（50µmol/L）の疫学調査をもとに生活習慣病の一次予防の観点から策定。喫煙者や受動喫煙者はRDA以上のVCを摂取。
多量ミネラル	ナトリウム	腎臓の正常な機能保持と過剰摂取による生活習慣病のリスク上昇予防の観点から。高血圧では介入試験による減塩効果（食塩6g/日未満），胃がんと塩蔵食品摂取量の関係から策定。
	カリウム	体液の浸透圧の恒常性を保ち，高血圧を中心とした生活習慣の一次予防の観点から。食事調査（国民健康・栄養調査）の中央値を用いた。
	カルシウム	骨量，骨密度，骨折との関係の疫学調査から。食事とサプリメントからの摂取を考慮してULを設定。妊婦・授乳婦では腸管からのCa吸収が増大するため付加量は不要。
	マグネシウム	日本人成人を対象とした出納実験から平衡を維持する量4.5mg/kg体重/日より策定。不足は心疾患，骨粗しょう症，糖尿病のリスクを上昇させる。ULの算定はカルシウムと同様。
	リン	日常食での摂取は不足しない。加工食品には多く含まれるためULを設定。食事調査（国民健康・栄養調査）の中央値を用いた。
微量ミネラル	鉄	要因加算法によって策定。体位と月経損失，成長に伴う蓄積量，妊娠中の需要の増大を考慮。アメリカ/カナダの食事摂取基準による。食品中の鉄の吸収率は15％とした。
	亜鉛	アメリカ/カナダの食事摂取基準による。代謝を調節する作用を有し，欠乏における諸症状を考慮して策定。多量の亜鉛摂取で銅の吸収阻害，SOD活性低下，貧血，胃の不快感を呈する。
	銅	欠乏症や過剰症を考慮し，アメリカ/カナダの食事摂取基準を参考。過剰症ではウイルソン病。高齢の経腸栄養患者では銅欠乏が起こりやすい。
	マンガン	日本人のマンガン摂取量の報告から平均値を求め策定した。通常食では欠乏は起こらない。完全静脈栄養施行患者では欠乏の可能性があるので補給が必要。
	ヨウ素	学童の尿中ヨウ素濃度を測定した報告から，成人は学童と同じと仮定。日本人の海藻摂取量から推定して1日あたりのヨウ素摂取量を推定。
	セレン	北米の男性を対象とした研究で食事中のセレン吸収率を算定。欠乏症（克山病）の予防の観点から策定。慢性セレン中毒は毛髪と爪の脆弱化・脱落で，これを指標に健康障害非発現量を算定。
	クロム	高齢者を対象にした海外の2つの出納実験から策定。体内では糖代謝に関与。欠乏すると耐糖能低下が生じる。過剰摂取では腎臓，膵臓，肝臓，肺，骨に蓄積し毒性を発揮。
	モリブデン	4人のアメリカ人男性の出納実験を参考に体重比（0.75）を用いて外挿して策定。アメリカにおける欠乏症例は神経過敏，昏睡，頻脈，頻呼吸。ヨーロッパ食品科学委員会のULを適用。

5）ライフステージ別の食事摂取基準

　① 乳児・小児：乳児は，推定平均必要量や推奨量を決定するための実験を行うことはできません。また，健康な乳児の摂取する母乳の質と量は乳児の栄養状態にとって望ましいものと考えます。このような理由から目安量になっています。小児の食事摂取基準は，策定に関する研究や資料が十分にない場合は，外挿方法を用いて成人の値から推定しています。

　② 妊婦・授乳婦：妊婦の付加量は，非妊娠時の年齢階級別における食事摂取基準を踏まえて，胎児発育に伴う蓄積量を考慮します。蓄積量は，妊娠期間を280日とした場合の1日当たりの量で表します。妊娠期間は，初期（～13週6日），中期（14週0日～27週6日），後期（28週0日）の3つに区分します。また，妊娠中のエネルギーとたんぱく質の付加量は，適正体重の正期産児であること，そして，健康な「ふつう体型」の妊婦における適正な体重増加量であることを条件とし，組織内のたんぱく質および脂質の蓄積量を求めます。

　授乳婦の付加量は，分娩直後と乳児の離乳食が始まるまでの生後6か月頃との泌乳量の違いや哺乳量の個人差を考慮して，全期間を通じての哺乳量を1日780mLで策定します。

　③ 高齢者：食事摂取基準の対象は基本的に「健康な個人または集団」です。しかし，高齢者は，加齢に伴う身体活動量の低下現象がみられ，病気やけが等で何らかの自覚症状がある率（有訴者率）や，通院率や入院率などが他の年代よりも高くなっています。そこで，ほぼ自立した日常生活を送ることのできる高齢者すなわち加齢に伴う身体機能変化によって発症すると考えられる疾患や障害を有する場合も含むとし，軽度の介護を要する者や，軽度の疾患を有する者も対象に含みます。なお，高齢者の栄養については，健康寿命の延伸や介護予防の観点から，過剰栄養だけではなく，後期高齢者が陥りやすい「低栄養」や「栄養欠乏」の問題が高まっています。要介護状態になる原因には，老化による筋肉量の減少（サルコペニア）や加齢による虚弱（フレイル）などが考えられ，これらに関するエビデンスの蓄積が今後も望まれます。

演習　「私の食事摂取基準」をつくってみよう ──────────○

目的
・日常生活を送るうえで，健康の保持・増進を図るために必要なエネルギーや栄養素量を知ることで，食事摂取基準を理解し，策定されている指標や単位を理解しましょう。

方法
　各エネルギー算出方法によって自分の必要エネルギー量を知り，各栄養素を食事摂取基準の数値で確認することで自分の食事摂取基準をつくりましょう。

1. 自分の身体活動レベル（PAL），性，年齢を食事摂取基準にあてはめて推定エネルギー必要量を調べる。
   （A）＝ PAL（　　　　），性（　　　　），年齢（　　　）歳，推定エネルギー必要量（　　　　　）kcal/日

2. 自分の基礎代謝量を知り現在の体重をあてはめて必要なエネルギーを算出してみよう（表13-4参照）。
   （B）＝ 基礎代謝基準値 × 現在の体重 ＝（　　　　）kcal×（　　　）kg ＝（　　　　）kcal/日

3. ハリス−ベネディクト（日本人のための簡易式）の計算式から必要なエネルギーを算出してみましょう。
   （C）＝女：10.8 × 体重kg ＋ 620 ＝ 10.8 ×（　　　）kg ＋ 620 ＝（　　　　）kcal/日
   （C）＝男：14.8 × 体重kg ＋ 620 ＝ 14.8 ×（　　　）kg ＋ 620 ＝（　　　　）kcal/日

4. A，B，Cを比較して自分のエネルギー必要量を考えてみましょう。他にもエネルギー量は歩数計や機能付き携帯電話などでも知ることができます。これらの数値からも比較してみましょう。

5. 自分の体格（BMI）から，生活活動を見直して消費エネルギーと摂取エネルギーのバランスを考えましょう。成人では，体重が適正な場合，エネルギー消費量と等量のエネルギーを摂取することが望ましく，それが真のエネルギー必要量となります。そこで自分の体重が適正かどうかを見てみましょう。
   自分のBMI（　　　　），標準体重（　　　　）kg
   自分の現在の体重と標準体重とを比較してみましょう（やせ気味，普通，肥満傾向，肥満）。
   食事記録から自分の摂取エネルギー量を算出して，適正かどうかを考えてみましょう。

6. 自分の身体活動レベル（PAL），性，年齢を食事摂取基準にあてはめて摂取栄養素量を知りましょう。

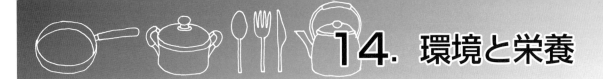

14. 環境と栄養

特殊な環境下での労働は過度のストレスになり，生活リズムが乱れさまざまな病気の発症に関係します。高温時の発汗による脱水症の予防，低温時に体温を調節するためのエネルギー摂取，高圧・低圧時の酸素不足への対応，騒音・振動時の身体・精神面への影響など栄養が果たす役割は少なくありません。通常の労働環境においても，過度の残業や複雑な人間関係で日常的にストレス状態にある社会人も多いと考えられます。

1) ストレスと生体リズム

① サーカディアンリズム（図14-1）

ヒトには，朝日が昇ると目が覚め，昼間に活動し，太陽が沈む夜間には休息をとって睡眠するという1日の生活のリズムがあります。身体には光の影響を受けて，約24時間の周期で体内リズムを変化させる時計のような機能が備わっており，その生体リズムをサーカディアンリズムといいます。

② ストレスによる代謝の変動

身体の生命活動は自律神経系によって緊張（交感神経）と緩和（副交感神経）のバランスをとりながら，各種臓器の働きを調整しています。ストレスによる身体への影響は，刺激の程度，質，回数，持続時間などによって異なります。ストレスの経過には，疲労を感じる時期（警告期），ストレスに対応しようと頑張る時期（抵抗期），力尽きて病気へと進展する時期（疲弊期）の3段階があります。

③ 睡眠リズム（図14-2）

ヒトは，睡眠に入ると最初に深い睡眠（徐波睡眠）が現れ，90～100分のサイクルでレム睡眠とノンレム睡眠が繰り返されます。レム睡眠時では，筋肉は休んでいる状態でも脳は活動しており，記憶や感情を整理しています。そのため，レム睡眠が乱れると，技能の習得が悪く語学の習熟が遅れるといわれています。ノンレム睡眠では脳の活動が低下して深い睡眠となっていて，脳代謝量や脳温が低下して休息状態となっています。この入眠後の深い睡眠時には成長ホルモンが分泌され組織の増殖や損傷に対する修復が行われます。

④ ストレス状態による健康障害（図14-3）

心身がストレス状態に陥るとそれを回避しようとして，過度の飲酒や喫煙，欠食・過食など食生活に乱れが生じ，生活習慣病などを発症します。

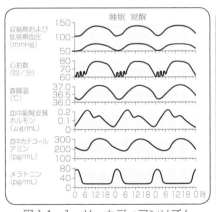

図14-1 サーカディアンリズム

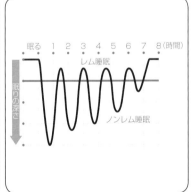

図14-2 睡眠リズム—レム睡眠とノンレム睡眠

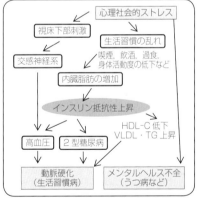

図14-3 心理社会的ストレッサーによる健康障害

2) 栄養アセスメント

心身の不調は，食欲や睡眠時間に現れます。体重減少，発熱，不眠などがあれば原因を解明し，対策を立てます。また，リフレッシュのため一定期間休息をとることも必要です。心と身体の休養のためには，日常とは異なる環境で過ごすことや趣味に時間を使うのもよいでしょう。

3) 栄養ケア

強度のストレスが加わると体内のたんぱく質が消耗され，免疫力も低下するため，良質のたんぱく質を含む食事をとることが有効な食事療法です。また抗酸化物質のビタミンCやポリフェノール，緑黄色野菜や果物の皮，お茶の渋味成分なども有効です。大豆イソフラボンや梅干しなどのクエン酸も抗酸化物質です。

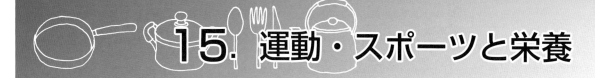

15. 運動・スポーツと栄養

1）スポーツ・運動時の特性

　運動とは筋収縮による身体活動の総称です。スポーツには，競技としての目的も含まれています。

　運動時のエネルギー供給過程は，無酸素性と有酸素性のエネルギー産生機構があります。無酸素性エネルギー産生機構は，筋肉中に含まれるクレアチンリン酸よりATPを産生する非乳酸系とグルコースからATPを産生する乳酸系があります。酸素摂取量における最大酸素摂取量（VO₂max）とは，酸素を体内に取り込むことができる1分間あたりの最大の酸素量で，酸素を必要とする全身持久力の指標として用いられます。

　健康増進のために，日常生活への運動やスポーツが奨励されています。身体機能は適度に使えば向上し，使わなければ退化し，使い過ぎれば障害を起こすため，能力と目的に応じたトレーニングが大切です。

① 運動の種類と代謝

　運動はスポーツ競技特性ごとに，持久力競技（マラソン，登山など），筋力・瞬発力競技（レスリング，短距離競技，男子体操など），ボールゲーム（サッカー，野球，卓球など），ウエイトコントロール系（新体操，女子体操，アーチェリーなど）の4種のカテゴリーに分けることができます。カテゴリー別に筋肉，脂肪量など体格に相違があり，また，運動の種類により運動時のエネルギー供給機構に違いがあります。

② 時間とエネルギー源との関係 （図15−1）

　VO₂max 50〜60％を境にし，運動強度が高く，運動時間が短いほど無酸素エネルギー供給の代謝が優位になり，エネルギー源は糖質となります。運動強度が低く，運動時間が長い場合では，有酸素エネルギー供給が優位となり，エネルギー源は脂肪と糖質が同時に消費されます。

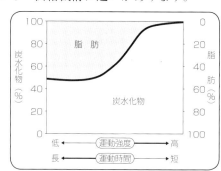

図15−1　運動強度・運動時間と
エネルギー源との関係

2）栄養アセスメント

① 栄養必要量

　栄養必要量は，積極的な競技では，エネルギー量と栄養素摂取量を増大させる方法が推奨されています。エネルギー量は身体活動レベルに従い，たんぱく質量は1.2〜1.7 g/kgが望ましいとされています。代謝に合わせビタミンなど栄養素を増大します。栄養素摂取は食事が基本です。サプリメントの使用には注意が必要です。

② グリコーゲンローディング

　グリコーゲンローディングとは，筋肉グリコーゲン量を一度枯渇させ，その後高糖質食を摂取し，運動時に活用できるエネルギー源となるグルコースを，グリコーゲン（多糖類）として筋肉に貯蔵することです。

③ 水分補給

　運動時の発汗による水分補給は，熱中症予防，体温上昇の抑制，血漿量の低下抑制，持久力運動の低下軽減に重要です。運動後の脱水は，体液と等浸透圧の電解質，5％糖溶液が身体疲労の回復に有効です。

3）栄養ケア （表15−1）

　健康増進・維持を目的とした運動は，「健康づくりのための身体活動基準2013」を用います。運動強度はメッツを用い，日常的な生活活動と体力の維持・向上を目的とし継続可能な運動である身体活動に分けられます。身体活動量の基準は週23メッツ・時です。

　メッツ・時 ＝ メッツ × 運動時間(時間)，メッツ ＝ エネルギー消費量(kcal) / 座位安静時代謝量(kcal)

表15−1　個人の健康づくりのための身体活動基準（18〜64歳）

身体活動 （生活活動＋運動）		強度が3メッツ以上の身体活動を23メッツ・時/週行う。 具体的には，歩行またはそれと同等以上の強度の身体活動を毎日60分行う。		
運動量		強度が3メッツ以上の運動を4メッツ・時/週行う。 具体的には，息が弾み汗をかく程度の運動を毎週60分行う。		
体力（全身持久力） 3分以上継続 （　）内は最大酸素消費量		18〜39歳	40〜59歳	60〜69歳
	男性	11.0メッツ（39mL/kg/分）	10.0メッツ（35mL/kg/分）	9.0メッツ（32mL/kg/分）
	女性	9.5メッツ（33mL/kg/分）	8.5メッツ（30mL/kg/分）	7.5メッツ（263mL/kg/分）

出典）厚生労働省：健康づくりのための身体活動基準2013

II. 栄養学各論（応用栄養学）

実習 持久力・瞬発力をつける調理・供食について学ぼう ───○

献立　分量（g）

A●持久力をつける献立

朝

ご飯			
精白米	120		

納豆			
納豆	50	こいくちしょうゆ	2
長ねぎ	5	かつおだし	2

卵焼き			
鶏卵・全卵-生	50	だいこん（おろし）	40
上白糖	2	こいくちしょうゆ	1
調合油	4		

きんぴらごぼう			
ごぼう	50	酒	6
にんじん	20	ごま油	4
こいくちしょうゆ	4	かつおだし	20
上白糖	2		

あさりのみそ汁			
あさり	20	かつおだし	150
みそ	10		

ミルクティー			
普通牛乳	50	紅茶・浸出液	100

昼

ご飯			
精白米	95		

チキンカレー（炒めず，スープとして煮込む）			
若鶏・もも・皮つき	70	たまねぎ	50
じゃがいも	50	カレールウ	25
かぼちゃ	20	水	250
にんじん	30	福神漬	8

サラダ			
レタス	50	ミニトマト	30
ブロッコリー	30	パセリ	1
きゅうり	30	フレンチドレッシング	10

ヨーグルト			
ヨーグルト・脱脂加糖	90		

夕

ご飯			
はいが精米	120		

さけのソテー			
さけ	80	薄力粉	6
食塩	0.8	調合油	6
こしょう	0.1		

(付) 野菜			
トマト	50	レモン	20

なすのしょうが酢和え			
なす	80	上白糖	1
しょうが	5	穀物酢	15
こいくちしょうゆ	3		

切干しだいこんの煮物			
切干しだいこん	8	上白糖	2
にんじん	20	酒	2
こいくちしょうゆ	5	かつおだし	50

すまし汁			
乾燥わかめ（水戻し）	1	食塩	0.7
えのきたけ	10	こいくちしょうゆ	1
糸みつば	3	かつおだし	150

果物			
キウイフルーツ	80		

補

牛乳			
低脂肪牛乳	200		

果物			
バナナ	100		

スポーツ飲料の成分（例）ポカリスエット

エネルギー：27 kcal	炭水化物：6.7 g
ナトリウム：49 mg	カルシウム 2.0 mg
マグネシウム：0.6 mg	カリウム：20 mg

B●瞬発力をつける献立

朝

ご飯			
精白米	145		

さばの塩焼き			
まさば	50	しそ・葉	1
食塩	0.5		

ほうれんそうと卵の炒め物			
ほうれんそう	100	こしょう	0.1
鶏卵・全卵-生	50	調合油	8
食塩	0.6		

具だくさんみそ汁			
油揚げ	5	長ねぎ	5
板こんにゃく	20	えのきたけ	10
だいこん	50	みそ	10
にんじん	10	かつおだし	150

牛乳			
普通牛乳	200		

昼

ご飯			
精白米	145		

麻婆豆腐			
木綿豆腐	200	豆みそ	4
ぶたひき肉	40	トウバンジャン	2
長ねぎ	25	上白糖	3
しょうが	2	酒	5
調合油	8	かたくり粉	3
こいくちしょうゆ	3		

もやしの浸し			
大豆もやし	80	こいくちしょうゆ	3
にんじん	40	かつお・昆布だし	15
食塩	0.5	ごま-いり	3

コーンスープ			
スイートコーン缶-クリームスタイル	20	かたくり粉	2
固形コンソメ	1	水	150

ヨーグルト			
ヨーグルト・脱脂加糖	90		

夕

ご飯			
精白米	145		

ひれかつ			
ぶた・ヒレ	100	調合油	10
食塩	0.5	キャベツ	80
こしょう	0.1	ミニトマト	30
薄力粉	10	レモン	20
鶏卵・全卵-生	13	トマトケチャップ	12
パン粉-乾燥	8	ウスターソース	12

ポテトサラダ			
じゃがいも	80	マヨネーズ・全卵型	15
きゅうり	20	こしょう	0.1
ツナ缶-油漬，ライト	10		

にんじんといんげんのおかか和え			
にんじん	50	こいくちしょうゆ	2
さやいんげん	20	かつおだし	5
かつお節	0.3		

わかめのスープ			
カットわかめ	1	こいくちしょうゆ	1
こねぎ	5	食塩	0.5
ごま-いり	1	こしょう	0.1
中華だし	1.8		

果物			
なし	100		

補

牛乳			
普通牛乳	180		

あんぱん			
あんパン	100		

果物			
バレンシアオレンジ	50		

食事摂取基準・献立の栄養価

		エネルギー (kcal)	たんぱく質 (g)	脂質 (g)	脂質 (%E)	飽和脂肪酸 (%E)	n-6系脂肪酸 (g)	n-3系脂肪酸 (g)	炭水化物 (g)	炭水化物 (%E)	食物繊維 (g)	ビタミンA (μgRAE)	ビタミンD (μg)	ビタミンE (mg)
食事摂取基準 (身体活動Ⅲ)	男 18～29歳	3,050	65	20～30（%E）		7以下	11	2.0	50～65（%E）		21以上	850	8.5	6.0
	女 18～29歳	2,300	50				8	1.6			18以上	650		5.0
献立の栄養価	A	2,584	96.0	60.8	21.2	5.5	13.0	2.4	405.2	64.0	26.3	772	27.0	11.0
	B	3,611	133.8	103.6	25.8	6.6	24.6	5.0	518.1	59.3	24.1	1,389	5.3	14.0

		ビタミンK (μg)	ビタミンB₁ (mg)	ビタミンB₂ (mg)	ナイアシン (mgNE)	ビタミンB₆ (mg)	ビタミンB₁₂ (μg)	葉酸 (μg)	パントテン酸 (mg)	ビオチン (μg)	ビタミンC (mg)	食塩相当量 (g)	カリウム (mg)	カルシウム (mg)
食事摂取基準 (身体活動Ⅲ)	男 18～29歳	150	1.4	1.6	15	1.4	2.4	240	5	50	100	7.5未満	2,500	800
	女 18～29歳		1.1	1.2	11	1.1			5			6.5未満	2,000	650
献立の栄養価	A	478	1.4	1.9	44.9	2.8	18.6	523	11.7	65.7	197	10.6	4,597	805
	B	567	3.0	2.3	57.9	2.7	9.7	671	11.1	60.5	183	10.9	4,810	1,119

		マグネシウム (mg)	リン (mg)	鉄 (mg)		亜鉛 (mg)	銅 (mg)	マンガン (mg)	ヨウ素 (μg)	セレン (μg)	クロム (μg)	モリブデン (μg)	動物性脂肪比率 (%)	動物性たんぱく質比率 (%)
食事摂取基準 (身体活動Ⅲ)	男 18～29歳	340	1,000	7.5		11	0.9	4.0	130	30	10	30		
	女 18～29歳	270	800	月経なし6.5	月経あり10.5	8	0.7	3.5		25		25		
献立の栄養価	A	473	1,643	12.0		12.1	1.9	5.5	74	114	8	420	31.6	52.0
	B	724	2,064	16.1		17.8	2.4	5.9	200	117	18	449	28.7	49.5

15・運動・スポーツと栄養

—87—

臨床検査基準値一覧表

	検査項目	基準値
血液学的検査	赤血球数（RBC）	男性：410～530（×10^4/μL） 女性：380～480（×10^4/μL）
	白血球数（WBC）	4,000～8,500（/μL）
	ヘモグロビン（Hb）	男性：14～18（g/dL） 女性：12～16（g/dL）
	ヘマトクリット値（Ht）	男性：39.0～52.0（%） 女性：35.0～44.5（%）
	網状赤血球	5～20（‰）
	血小板数（Plt）	13～30（×10^4/μL）
	赤血球沈降速度（ESR）	男性：10（mm/時）以下 女性：15（mm/時）以下
	末梢血白血球百分比	
	棹状核好中球	3～5（%）
	分葉核好中球	50～70（%）
	好酸球	0.6～8（%）
	好塩基球	0～15（%）
	単球	3.6～8.5（%）
	リンパ球	18.9～47.7（%）
	出血時間	1～3（分）
	全血凝固時間	5～10（分）
	部分トロンボプラスチン時間	60～110（秒）
	血漿プロトロンビン時間	12～15（秒）
	フィブリノーゲン	200～300（mg/dL）
生化学検査	総たんぱく（TP）	6.5～8.2（g/dL）
	アルブミン（ALB）	3.9～4.9（g/dL）
	たんぱく分画（成人）	
	α$_1$-グロブリン	2～4（%）
	α$_2$-グロブリン	5～10（%）
	β-グロブリン	6～11（%）
	γ-グロブリン	10～21（%）
	アルブミン/グロブリン比（A/G）	1.5～2.3
	レチノール結合たんぱく質（RBP）	2.4～7.0（mg/dL）
	トランスサイレチン（プレアルブミン）	22～40（mg/dL）
	免疫グロブリン（成人）	
	IgG	800～1,800（mg/dL）
	IgA	90～450（mg/dL）
	IgM	男性：33～190（mg/dL） 女性：46～260（mg/dL）
	IgD	15（mg/dL）以下
	IgE	0.01～0.14（mg/dL）
	尿素窒素（BUN）	8～20（mg/dL）
	クレアチニン（Cr）	男性：0.6～1.0（mg/dL） 女性：0.5～0.8（mg/dL）
	尿酸（UA）	男性：3.5～7.5（mg/dL） 女性：2.5～6.0（mg/dL）
	FBS（空腹時血糖，グルコース）	70～109（mg/dL）
	フルクトサミン	205～285（μmol/L）
	グリコアルブミン	12.3～16.9（%）
	HbA1c（ヘモグロビンA1c）	4.6～6.2（%）NGSP値
	総コレステロール（T-Cho）	120～220（mg/dL）
	中性脂肪（TG）	30～150（mg/dL）
	リン脂質	150～280（mg/dL）
	遊離脂肪酸（NEFA）	0.1～0.85（mEq/L）
	HDLコレステロール	男性：40～70（mg/dL） 女性：45～75（mg/dL）
	LDLコレステロール	70～140（mg/dL）
	ナトリウム（Na）	135～147（mEq/L）
	カリウム（K）	3.5～5.0（mEq/L）
	クロール（Cl）	98～108（mEq/L）
	カルシウム（Ca）	8.7～10.1（mg/dL）
	無機リン（IP）	2.5～4.5（mg/dL）
	マグネシウム（Mg）	1.7～2.6（mg/dL）
	銅（Cu）	68～128（μg/dL）
	亜鉛（Zn）	60～120（μg/dL）
	鉄（Fe）	男性：50～200（μg/dL） 女性：40～180（μg/dL）
	総鉄結合能（TIBC）	男性：253～365（μg/dL） 女性：240～410（μg/dL）
	不飽和鉄結合能（UIBC）	男性：104～259（μg/dL） 女性：108～325（μg/dL）
	フェリチン	男性：13～301（mg/dL） 女性：5～78（mg/dL）
	トランスフェリン（Tf）	190～320（mg/dL）

	検査項目	基準値
血清（尿）酵素検査	AST（GOT）	10～40（IU/L）
	ALT（GPT）	5～45（IU/L）
	LDH（LD）	120～240（IU/L）
	HBD	116～275（IU/L）
	アルカリホスファターゼ（ALP）	50～350（IU/L）
	酸性ホスファターゼ	0.13～0.63（IU/L）
	LAP	80～160（IU/L）
	γ-GTP	男性：80（IU/L）以下 女性：30（IU/L）以下
	コリンエステラーゼ（ChE）	100～240（IU/L）
	クレアチンキナーゼ（CK）	男性：57～197（IU/L） 女性：32～180（IU/L）
	アミラーゼ（血清）	8～16（IU/L）
	リパーゼ	5～55（IU/L）
	エラスターゼI	70～430（ng/dL）
	アミラーゼ（尿）	16～32（IU/L）
肝機能検査	胆汁酸	10（μmol/L）以下
	総ビリルビン（T-Bil）	0.2～1.2（mg/dL）
	直接ビリルビン	0.1～0.4（mg/dL）
	間接ビリルビン	0.2～0.7（mg/dL）
	TTT	4（単位）以下
	ZTT	4～12（単位）
	アンモニア（NH$_3$）	30～80（μg/dL）
	BSP試験	5（%）以下（45分停滞率）
	ICG試験（インドシアニングリーン試験）	10（%）以下（15分停滞率）
	総分岐鎖アミノ酸/チロシンモル比（BTR）	4.99～9.45
腎機能検査	濃縮試験	尿比重1.022以上（1.022～1.032）
	希釈試験	尿比重1.003以下（1.001～1.003）
	PSP試験	15分値：25～50（%）
	クレアチニンクリアランス（Ccr）	70～130（mL/分）
	GFR	90～120（mL/分）
	NAG	8（IU/L）以下
	尿中アルブミン	10（mg/g・Cr）以下
内分泌検査	総サイロキシン〔T$_4$〕	6.1～12.4（μg/dL）
	トリヨードサイロニン〔T$_3$〕	0.8～1.6（ng/mL）
	T$_3$摂取率	25～35（%）
	甲状腺^{131}I-摂取率	15～35（%）
	甲状腺刺激ホルモン（TSH）	0.500～5.00（μU/mL）
	インスリン	2.2～12.4（μU/mL）
	C-ペプチド	0.8～2.5（ng/dL）
	血中コルチゾール	3.8～18.4（μg/dL）
	17-OHCS（尿）	男性：3.4～12（mg/日） 女性：2.2～7.3（mg/日）
	17-KS（尿）	男性：4.6～18.0（mg/日） 女性：2.4～11.0（mg/日）
	副腎皮質刺激ホルモン（ACTH）	7.4～55.7（pg/mL）
	成長ホルモン	成人：0.17（ng/mL）以下 小児：0.28～1.64（ng/mL）
血清学的検査	ASO価	333（Todd単位）以下
	Waaler-Rose反応	4以下
	RAテスト	陰性
	CRP	0.6（mg/dL）以下
	寒冷凝集反応	64倍以下
	Paul-Bunnell反応	112倍以下
	Widal反応	
	腸チフスO抗原	160倍以下
	腸チフスVi抗原	20倍以下
	パラチフスA，O抗原	80倍以下
	パラチフスA，O抗原	80倍以下
	梅毒血清反応	陰性
	TPHA試験	陰性
	ETA-ABS試験	陰性
腫瘍マーカー	α-フェトプロテイン（AFP）	10.0（mg/mL）以下
	CET	2.5（ng/mL）以下
	CA 19-9	37（IU/mL）以下
	PIVKA-II	40（mAU/mL）未満
	PSA	4.0（ng/mL）以下

〔編著者〕 執筆分担

渡邉 早苗 女子栄養大学　名誉教授 第Ⅰ部第11章，第12章
第Ⅱ部第 1 章，第 2 章，第12章，第14章

山田 和彦 女子栄養大学栄養学部　教授 第Ⅰ部第 3 章，第 4 章解説・実験 1

〔著　者〕(五十音順)

今井 久美子 川村学園女子大学生活創造学部　教授 第Ⅱ部第 9 章，第10章，第15章

曽我部 夏子 駒沢女子大学人間健康学部　准教授 第Ⅰ部第 9 章，第10章

髙橋 律子 昭和学院短期大学ヘルスケア栄養学科　教授 第Ⅰ部第 5 章

武田 篤 相模女子大学　名誉教授 第Ⅰ部第 6 章

西村 早苗 女子栄養大学栄養学部　准教授 第Ⅱ部第 5 章

橋詰 和慶 戸板女子短期大学食物栄養科　准教授 第Ⅰ部第 1 章，第 2 章，第 4 章実験 2・3

真野 由紀子 東北女子短期大学生活科　教授 第Ⅱ部第 3 章，第 4 章

矢ケ﨑 信子 元東海大学短期大学部食物栄養学科　教授 第Ⅱ部第13章

山田 恒代 二葉栄養専門学校栄養士学科　教授 第Ⅱ部第 8 章，第11章

吉澤 みな子 大手前大学健康栄養学部　准教授 第Ⅰ部第 7 章，第 8 章

若杉 人美 旭川大学短期大学部生活学科　教授 第Ⅱ部第 6 章，第 7 章

栄養士養成課程のための
栄養学 実験実習・演習－基礎と応用－〔第 4 版〕

2014 年（平成 26 年）4 月 10 日　初 版 発 行
2015 年（平成 27 年）2 月 1 日　第 2 版発行～第 2 刷
2016 年（平成 28 年）11 月 10 日　第 3 版発行～第 2 刷
2020 年（令和 2 年）3 月 25 日　第 4 版発行

編 著 者　　渡 邉 早 苗
　　　　　　山 田 和 彦
発 行 者　　筑 紫 和 男
発 行 所　　株式会社 建 帛 社
　　　　　　　　　　KENPAKUSHA

〒112-0011　東京都文京区千石 4 丁目 2 番 15 号
電　話　（03）3944-2611
FAX　（03）3946-4377
ホームページ　http://www.kenpakusha.co.jp/

ISBN 978-4-7679-0674-4　C3077　　　　　　　教文堂／愛千製本所
©渡邉早苗，山田和彦ほか，2014，2015，2016，2020.　Printed in Japan.

実験器具一覧

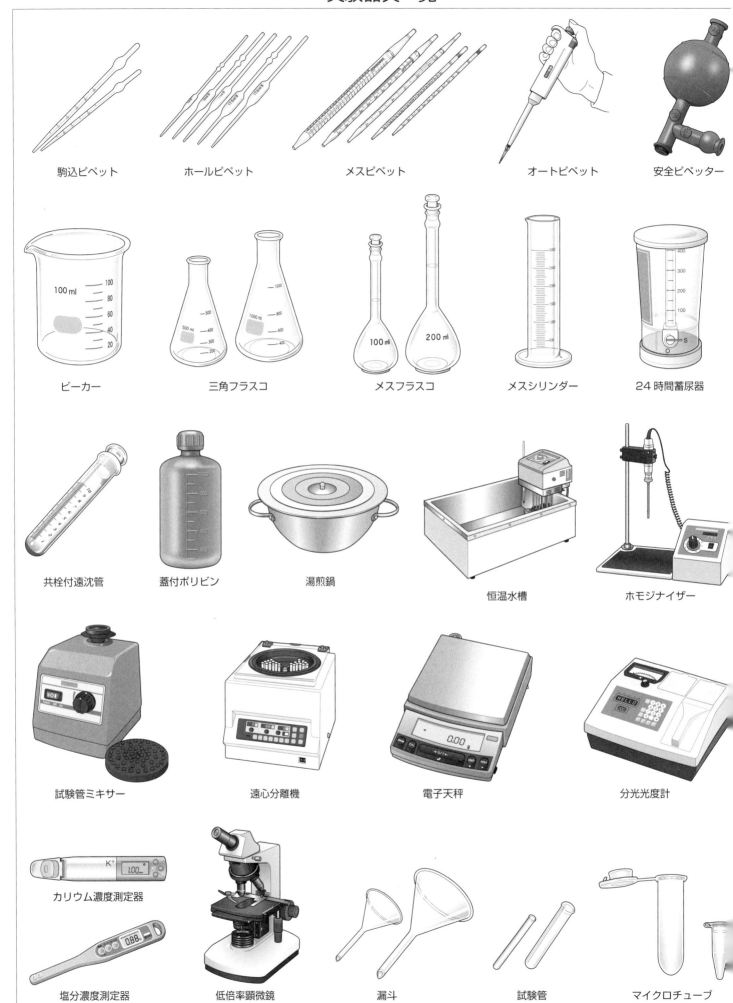

駒込ピペット　　ホールピペット　　メスピペット　　オートピペット　　安全ピペッター

ビーカー　　三角フラスコ　　メスフラスコ　　メスシリンダー　　24 時間蓄尿器

共栓付遠沈管　　蓋付ポリビン　　湯煎鍋　　恒温水槽　　ホモジナイザー

試験管ミキサー　　遠心分離機　　電子天秤　　分光光度計

カリウム濃度測定器　　塩分濃度測定器　　低倍率顕微鏡　　漏斗　　試験管　　マイクロチューブ